MON CAHIER YOGA-MÉDITATION

AGATHE THINE

ILLUSTRATIONS
INTÉRIEUR : MADEMOISELLE ÈVE
COUVERTURE : ISABELLE MAROGER

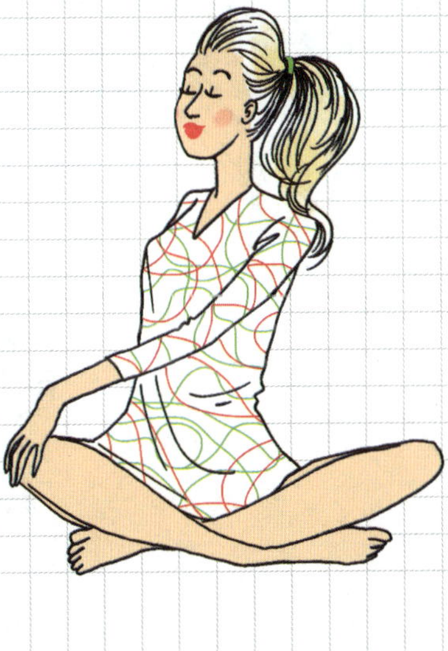

SOLAR EDITIONS

SOMMAIRE

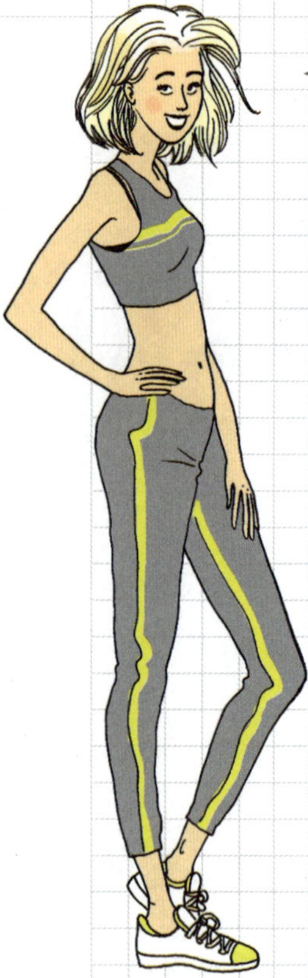

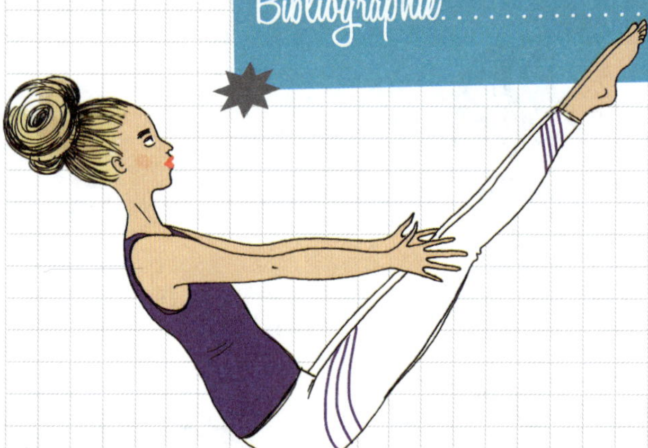

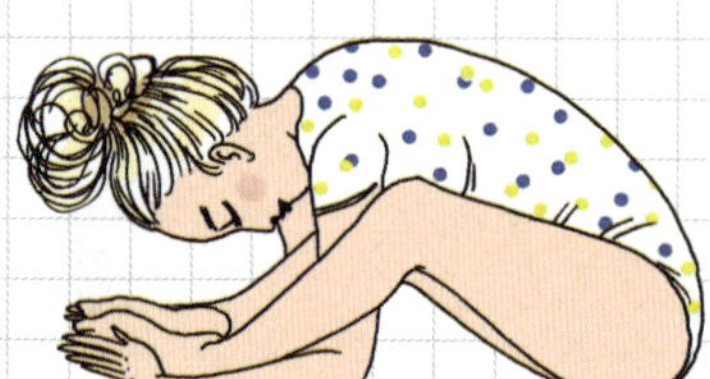

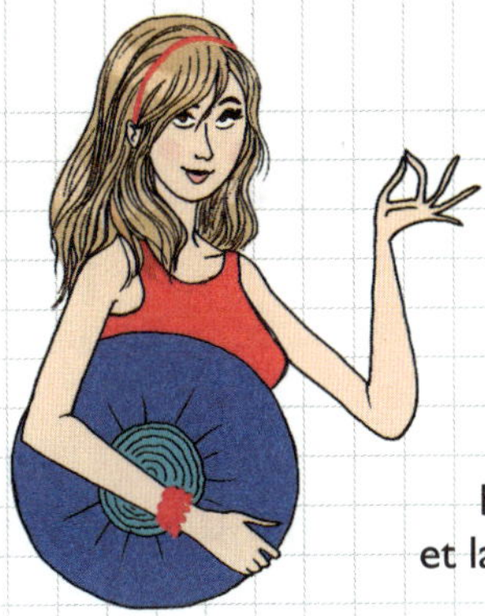

Introduction

Stress, angoisses, douleurs chroniques, déprime… Dans ce tourbillon, comment s'arrêter, se poser ? Comment revenir à soi pour savoir ce que l'on veut vraiment, se sentir bien et être heureuse ? Eh bien, c'est ce que vous proposent le yoga et la méditation !

Mais alors, yoga OU méditation ?

Et pourquoi pas les deux ? Le yoga, dont la racine sanskrite *yuj* signifie « unir », est une philosophie venue d'Inde visant à unir le corps et l'esprit. Bien que le yoga se limite souvent à la pratique des *asanas* (postures) en Occident, séparer yoga et méditation n'a pas vraiment de sens. En effet, dans la tradition yogique, la méditation fait partie intégrante du yoga. C'est la septième des huit branches du yoga, avant le *samadhi*, l'union du corps et de l'esprit, but ultime de la philosophie du yoga.
S'il n'est pas question ici de s'asseoir au pied d'un arbre, en posture du lotus, afin de devenir un Bouddha (un « éveillé »), pratiquer le yoga de la méditation permet de se libérer du stress quotidien, de reprendre conscience de son potentiel et de ses motivations profondes, afin de mener une vie plus en adéquation avec soi-même. Apaiser le tourbillon des pensées pour laisser venir la paix et la force intérieure, voilà les modestes promesses de la pratique yogique, lorsqu'elle est régulière !

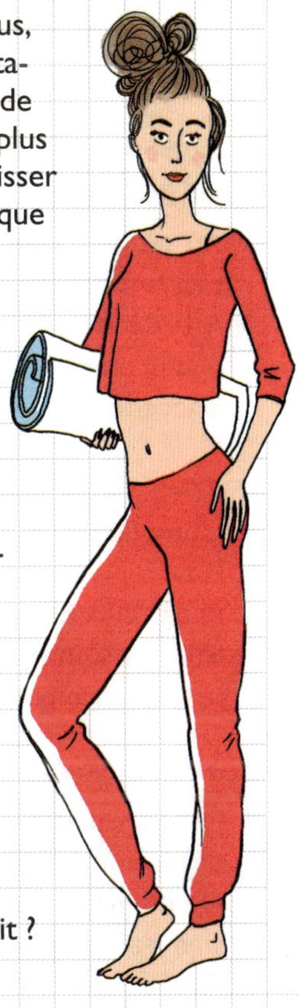

Nous avons toutes médité au moins une fois dans notre vie, sans le savoir. Lorsque vous exercez votre passion, musique, activité artistique, couture… ou encore dans le train, lorsque vous observez le paysage par la fenêtre… vous êtes très proche de l'état de méditation. Méditer, c'est tenter de calmer son monde intérieur afin de pouvoir en admirer la beauté.

Si vous êtes tentée, alors ce cahier est fait pour vous ! Vous allez être guidée pas à pas dans votre pratique corporelle et méditative, afin d'avancer dans l'expérience complète du yoga.

Apprêtez-vous à ne plus écouter votre flemme et toutes les excuses que vous vous trouvez d'habitude, simples signes de vos résistances internes aux changements. Ceux-ci s'opèrent très vite après quelques séances ! Postures, exercices de respiration (*pranayama*), séances de relaxation et pratiques méditatives, choisissez votre routine yogique et laissez le changement se produire ! Il suffit de 10 minutes par jour.

Vous souhaitez être maîtresse de votre vie, de votre corps et de votre esprit ? Ça commence aujourd'hui !

Test : Est-ce que le yoga-méditation est fait pour moi ?

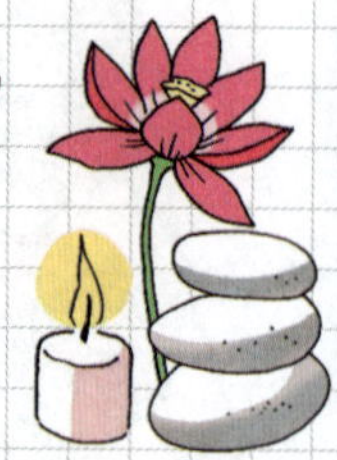

Êtes-vous de nature anxieuse ?

● Oh là là, oui !
▲ Ça dépend des jours.
■ Non, pas vraiment.

Pour vous, le yoga, c'est…

● Une sorte de gymnastique douce qui fait du bien.
▲ Une pratique corporelle mêlant postures et exercices respiratoires.
■ Une pratique spirituelle qui permet de voir la vie autrement.

À quoi associez-vous le mot « méditation » ?

● Au fait de rester assise sans bouger pendant des heures (aïe, ça doit faire mal !).
▲ À la détente et au mieux-être.
■ À une pratique spirituelle visant à accéder à l'éveil.

Votre rapport à la nourriture est…

● Compulsif.
▲ Bizarre, je saute des repas sans même m'en rendre compte.
■ Sain, mais un peu obsessionnel, je ne mange que veggie et bio.

Votre sommeil est…

● Plutôt mauvais en ce moment, je fais des insomnies ou j'ai du mal à m'endormir.
▲ De plomb, je ne suis bonne à rien si je n'ai pas mes 8 heures de sommeil.
■ Plutôt bon.

Trois adjectifs pour vous décrire…

● Belle, intelligente et stressée.
▲ Charmeuse, maligne et énergique.
■ Charmante, authentique et zen.

Au boulot, on vous refile le dossier dont personne ne veut…

● Vous piquez une colère. Non, mais ils me prennent pour qui ?
▲ Vous serrez les dents et acceptez sans rien dire.
■ Vous vous demandez pourquoi personne n'en veut. Sûrement un beau challenge à relever…

Vous êtes tentée par le yoga-méditation, pourquoi ?

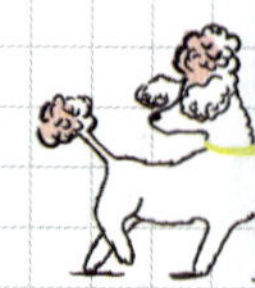

● Pour faire comme ma copine Aline.
▲ On m'a conseillé de tester pour lutter contre mon stress et/ou mes douleurs corporelles.
■ Cela fait partie de ma recherche spirituelle.

Votre but dans la vie…

● Rester belle et en bonne santé.
▲ Trouver l'amour.
■ Être heureuse.

Vous vous accordez un moment de détente…

● Vous allez boire un verre avec vos copines et refaites le monde.
▲ Vous vous payez une entrée au spa : hammam, sauna, massage… le bonheur !
■ Vous vous allongez sur votre lit et ouvrez enfin le bouquin que vous avez reçu à Noël.

Si vous étiez une posture de yoga, vous seriez…

- ● La posture du cadavre.
- ▲ La posture du guerrier.
- ■ La posture de la montagne.

Faites les comptes !

●	▲	■

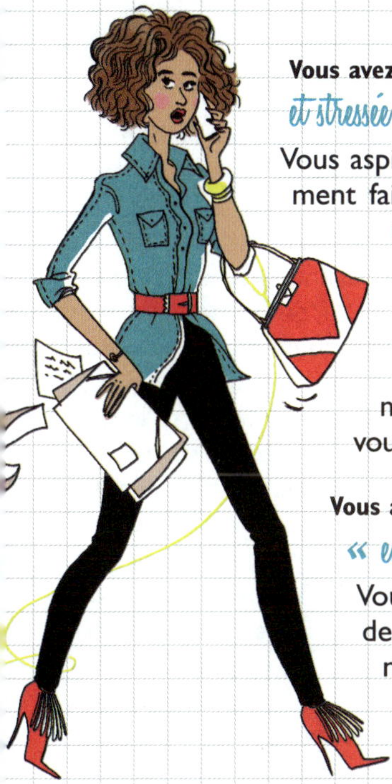

Vous avez une majorité de ● : *Vous êtes une femme du XXIe siècle, libre, active… et stressée !*

Vous aspirez à un peu plus de calme et de sérénité mais ne savez pas comment faire et avez l'impression de ne pas avoir le temps de prendre un moment pour vous. Vous souffrez de divers petits maux (dos, ventre, articulations) et ne savez pas comment vous en débarrasser.

Eh bien, rassurez-vous, le yoga-méditation est fait pour vous ! Avec un peu de motivation et d'organisation, vous allez apprendre à vous relaxer profondément et enfin réaliser qu'il est possible de vous poser deux minutes et de respirer !

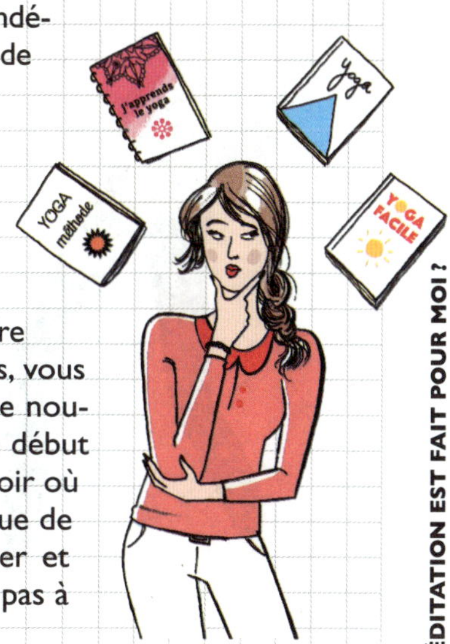

Vous avez une majorité de ▲ : *Vous êtes « en recherche active » de bien-être.*

Vous avez conscience que votre mode de vie ne vous convient pas, mais vous ne savez vraiment pas comment prendre le taureau par les cornes. En tout cas, vous avez besoin de changement ! Bonne nouvelle, la prise de conscience est le début du chemin ! Vous aimez planifier, savoir où vous allez ? Grâce à ce cahier et à la tenue de votre journal de yoga-méditation, vous allez pouvoir vous lancer et constater l'évolution de votre pratique au quotidien en évoluant pas à pas vers un mieux-être global !

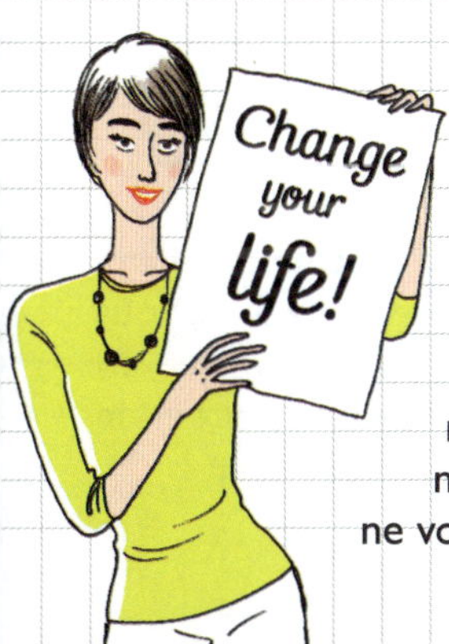

Vous avez une majorité de ■ : *Vous êtes prête à décoller !*

Vous êtes sur la (bonne) voie. Déjà au fait de la pratique yogique, vous avez juste un peu de mal à vous motiver pour pratiquer seule et de façon régulière car vous vous perdez dans les différentes pratiques existantes. Vous trouverez dans ce cahier un véritable support de pratique quotidienne. La présentation complète des différentes techniques méditatives vous permettra de trouver celles qui vous conviennent le mieux et d'aller plus loin. Postures, respirations, relaxation et méditation n'auront plus de secret pour vous. Vous savez ce qui est bon pour vous, il ne vous reste plus qu'à le mettre en pratique…

Chapitre 1

C'est décidé, je me lance !

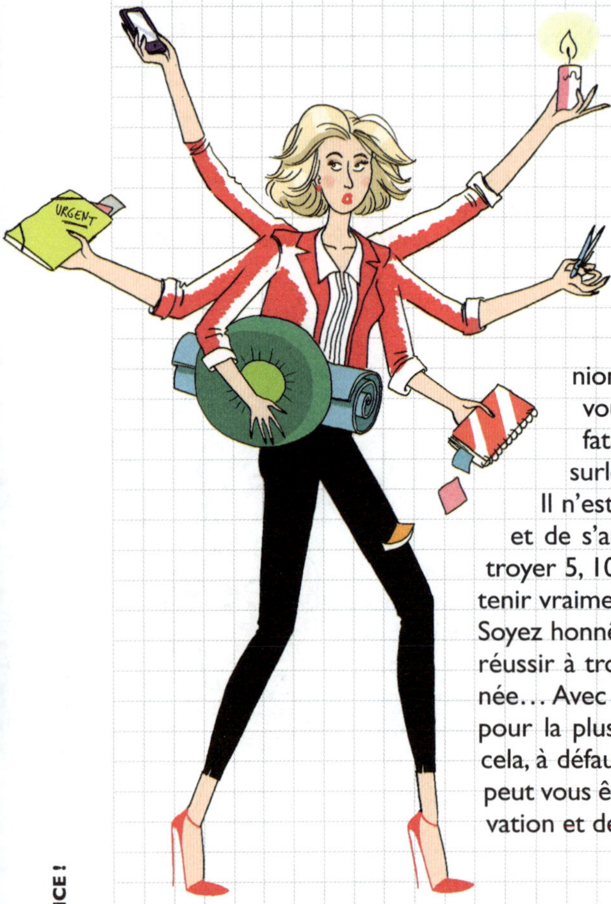

Dans un élan de motivation, et persuadée des bienfaits que cela peut vous apporter, vous décidez de vous mettre au yoga et à la méditation. Sachez que le plus difficile dans cette promesse à vous-même est – comme toutes les promesses – de la tenir ! Oui, on est souvent très motivée la première semaine, voire les deux premières semaines pour les dures à cuire… Puis, le quotidien nous rappelle à l'ordre : telle réunion s'est éternisée, on vous a proposé une soirée que vous ne pouviez pas louper, puis vous étiez tellement fatiguée… Vous remettez donc tout au lendemain, au surlendemain, à la semaine prochaine, puis à jamais…
Il n'est pourtant pas question ici de s'empêcher de vivre et de s'amuser, mais juste de prendre la décision de s'octroyer 5, 10 ou 15 minutes chaque jour et de s'y tenir. De s'y tenir vraiment !
Soyez honnête, inutile de vous enfermer dans une grotte pour réussir à trouver un petit quart d'heure de libre dans la journée… Avec un peu de bonne volonté, tout est possible, même pour la plus affairée des hit-girls, ne vous mentez pas ! Pour cela, à défaut d'un maître spirituel en chair et en os, ce cahier peut vous être d'une grande aide, afin de maintenir votre motivation et de constater, au fil des jours, votre progression.

Un journal intime, en mieux

Grand maître yogi, qui a largement contribué à faire connaître le yoga en Occident, Swami Shivananda affirmait : « Votre journal est votre guide, il vous ouvre les yeux. Grâce à lui, vous trouvez du réconfort, la paix du mental et le contentement, vous comprenez la valeur du temps, et à quelle vitesse il passe pour ne plus revenir. Commencez à tenir votre journal de yoga-méditation dès à présent, et bénéficiez de ces merveilleux résultats. » Tentant, non ?

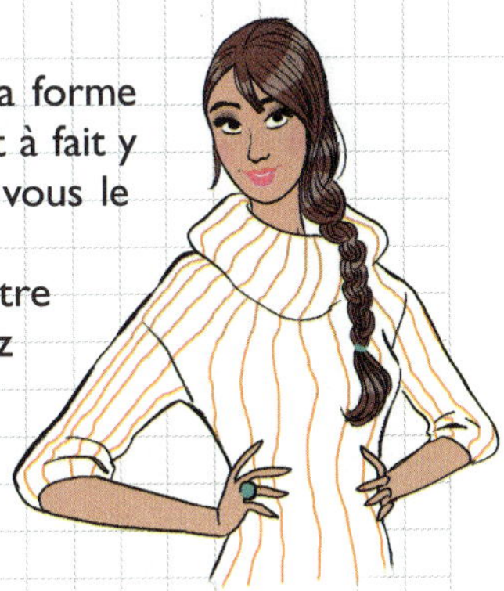

Nous vous proposons d'utiliser ce cahier comme un journal sous la forme la plus simple et rapide à utiliser quotidiennement. Vous pouvez tout à fait y écrire vos ressentis et perceptions avec vos propres mots, comme vous le faisiez dans votre journal intime à 12 ans.

Bien sûr, vous devrez noter le temps que vous avez consacré à votre pratique : postures et respiration, ainsi qu'à la méditation. N'hésitez pas à y inscrire vos ressentis et difficultés (posture, mental, motivation…). La voie du yoga est un long chemin ; parfois, vous y courrez sans encombre, d'autres fois, vous buterez sur de petits cailloux, voire de gros rochers à chaque pas. C'est normal, vous apprendrez à l'accepter. Mais il est important de le consigner par écrit. Vous pouvez aussi y écrire votre état du moment : anxiété, stress, fatigue particulière ou, au contraire, sensation d'apaisement, de sérénité et regain d'énergie. Au fil du temps, vous pourrez compléter vos écrits avec vos changements alimentaires, votre attitude envers les autres, la qualité de votre sommeil, bref, tout ce qui vous semblera essentiel.

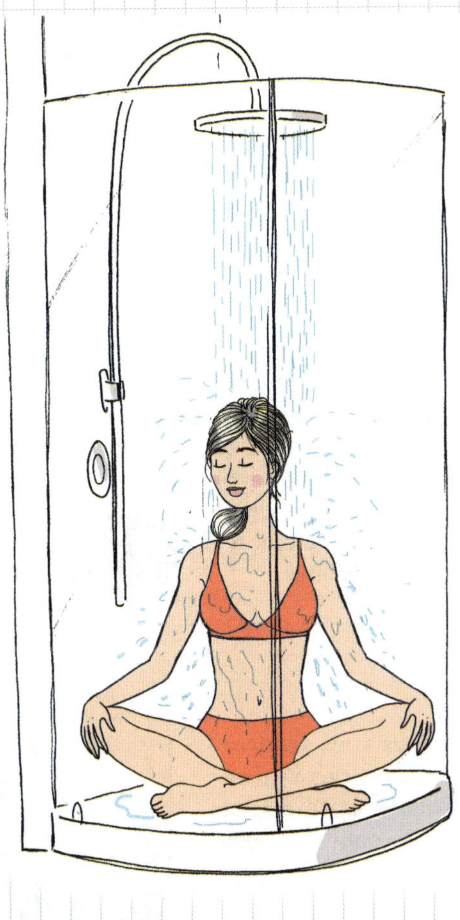

Un chemin semé d'embûches ?

La pratique du yoga demande une certaine discipline et plusieurs facteurs peuvent mettre à mal votre motivation…

Je cours après le temps

Si vous êtes la première à dire : « Le yoga, la méditation, j'en rêêêêve mais je n'ai vraiment pas le temps ! », laissez-moi vous dire que vous êtes certainement celle qui en a le plus besoin ! Prendre conscience du fait que vous avez du temps, mais que vous ne le prenez pas, est un premier pas dans la pratique yogique. Vous avez forcément 15 minutes à consacrer à votre bien-être. N'est-ce pas le temps que vous prenez pour vous maquiller chaque matin ou que vous passez à surfer sur Internet ? De nos jours, il existe de nombreuses solutions pour gagner du temps : mettre son réveil un petit peu plus tôt, rester moins longtemps sous la douche, se faire livrer ses courses, laisser sa télé éteinte… Vous pouvez en trouver bien d'autres !

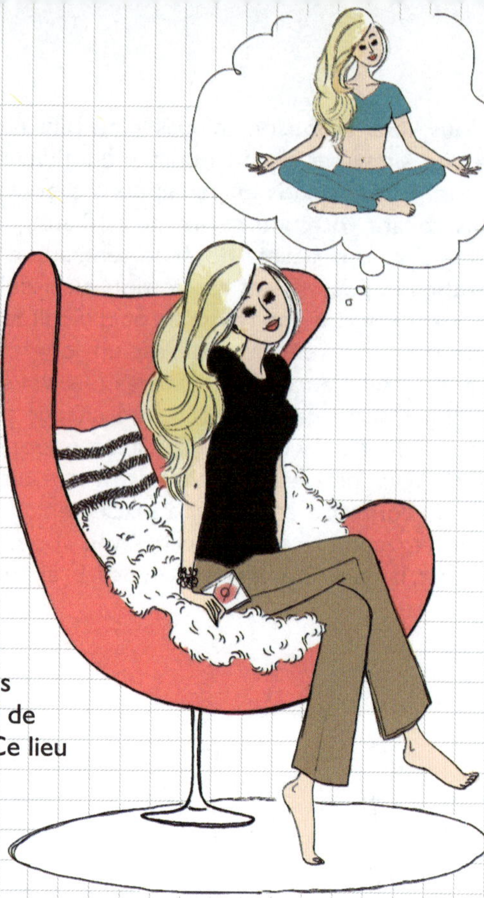

Mon lieu de méditation

Dans peu de temps, lorsque vous serez devenue une grande yogini, vous pourrez méditer n'importe où : chez vous, au boulot, dans les transports en commun, dans la rue en marchant… Mais pour commencer, mieux vaut vous trouver un endroit calme et dans lequel vous vous sentez bien. Aménagez-vous un petit espace spécial « méditation et yoga » dans votre salon, votre bureau ou votre chambre. Vous devez avoir un endroit où vous asseoir confortablement, assez grand pour y déplier votre tapis de yoga (l'excuse du petit appartement ne tient pas non plus, un tapis de yoga nécessitant un espace d'1 mètre sur 2), une couverture ou un plaid à proximité, et pourquoi pas vous fabriquer un petit autel avec quelques bougies, un peu d'encens pour purifier le lieu et des photos de personnes ou de choses qui vous inspirent et vous mettent en joie. Ce lieu doit être le vôtre, dédié à votre pratique et vous devez y penser avec le sourire.

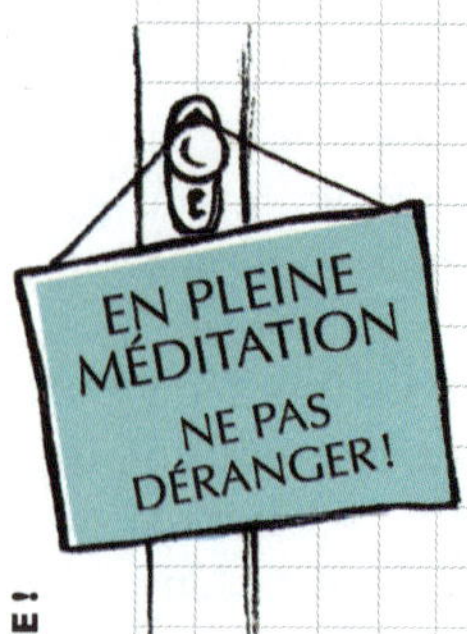

Et mon entourage, alors ?

Nous les entendons déjà ces petites voix diaboliques : « Regarde la fin de cette série culte avec moi ! », « Reste boire un dernier verre… », « Mais tu es folle, pourquoi tu te lèves si tôt ? »… Au début, il vous faudra résister, au fait de connaître la fin de l'épisode de cette série tellement géniale, aux sorties jusqu'à pas d'heure ou à un peu plus de sommeil. Mais au bout de quelque temps, peut-être très rapidement, les bienfaits de votre pratique seront tels que vous ne serez même plus tentée. Vous aurez davantage besoin de votre quart d'heure de méditation que d'une tasse de café ou d'un verre de vin. Promis.

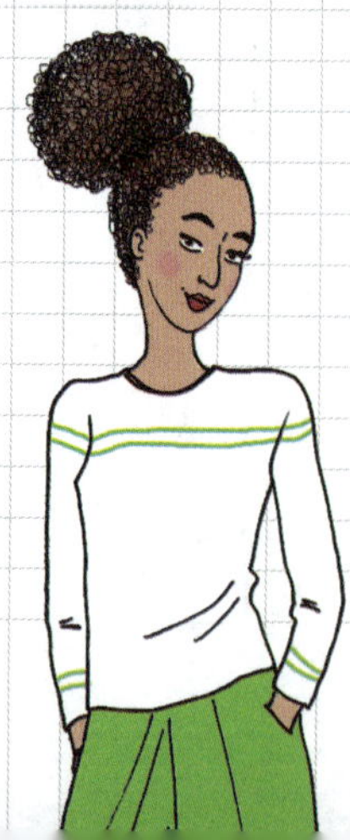

Ma tenue trendy de yogini

Offrez-vous une belle tenue de yogini-girl dans laquelle vous vous sentirez belle et bien. Il existe maintenant des marques qui proposent des tenues design et confortables. Parmi elles, la **marque canadienne Lolë** qui, en plus d'offrir de beaux ensembles ultra confort, propose des cours de yoga

gratuits dans des lieux magnifiques situés dans la plupart des grandes villes de France.
Le site **www.fabletics.fr** propose aussi, pour 49,95 € par mois, de vous envoyer mensuellement par la Poste une tenue complète de yogini sexy.
Enfin, **Yuj** et **Yoga Searcher**, marques créées par des passionnées de yoga, vous rendront plus belle sur votre tapis ! Petit bémol ? Le prix, qui avoisine les 100 € pour chaque vêtement. Mais l'investissement en vaut la peine : être habillée d'une tenue hit de qualité pour votre pratique est une motivation de plus !
Portez aussi une attention particulière à votre soutien-gorge ou brassière, qui devra bien maintenir votre poitrine sans trop la serrer.

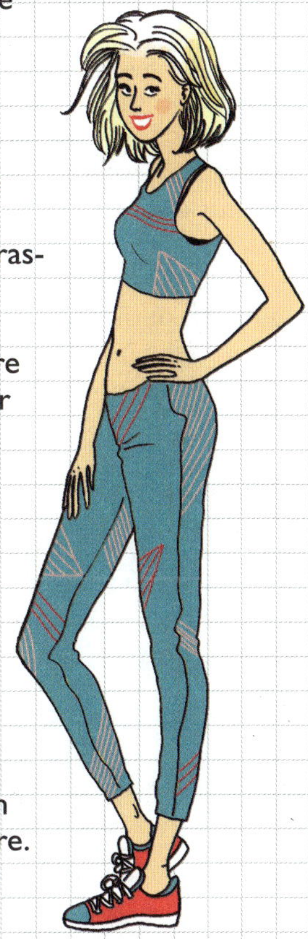

Chaussettes ou pas chaussettes ? Pour éviter de glisser sur votre tapis, vous devez effectuer votre pratique corporelle pieds nus. Par contre, pendant les exercices de respiration et lorsque vous méditez, n'hésitez pas à vous couvrir car le corps se refroidit très vite.

Mon mental joueur

Faire le ménage dans sa tête peut être difficile et douloureux… Un peu comme lorsque vous vous lancez dans un grand ménage de printemps. Vous commencez à ranger, nettoyer et vous vous rendez compte que c'est encore pire qu'avant : il y en a partout ! Ça peut être démoralisant, mais impossible de laisser sa maison dans cet état, il faut y aller étape par étape pour remettre de l'ordre. Nettoyer son mental, c'est comme nettoyer sa maison, on doit s'armer de courage, de patience… et balayer !

Ma posture

Finalement, la plus grande difficulté va sûrement être de trouver la bonne posture (voir page suivante). Car il faut bien l'avouer, bien que vous en rêviez, il y a peu de chance que vous puissiez rester, dès le début de votre pratique, assise en lotus, les genoux relâchés et le dos bien droit, ne serait-ce que 5 minutes. Sachez d'abord que ce n'est pas le but. La pratique des postures de yoga et de la respiration va aider le corps à se défaire de ses tensions et soulager les petites douleurs ou crispations corporelles. Quoi qu'il en soit, vous devez vous écouter. Assise au sol, sur un coussin ou une chaise, ou même allongée, peu importe… pourvu que vous soyez bien.

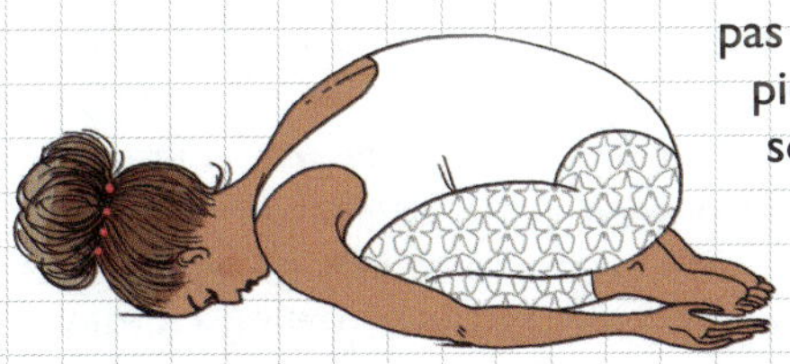

Mon temple à moi

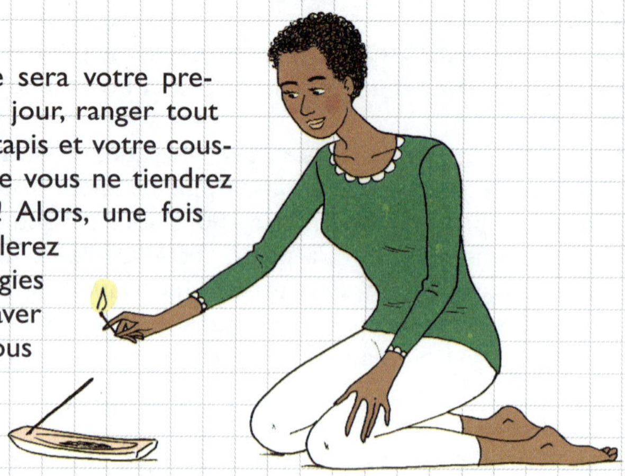

Trouver un lieu spécifique à la pratique sera votre premier objectif. Car si vous devez, chaque jour, ranger tout autour de vous avant de déployer votre tapis et votre coussin de méditation, il y a fort à parier que vous ne tiendrez pas longtemps vos bonnes résolutions ! Alors, une fois trouvé votre petit coin à vous, vous veillerez à le débarrasser régulièrement des énergies négatives éventuelles qui pourraient entraver votre avancée yogique, et pourquoi pas vous fabriquer un petit autel avec vos grigris préférés : quelques jolies bougies, de l'encens, des fleurs…

Je dresse mon autel

Dans le domaine religieux, un autel est un lieu, table ou petit amas de pierres, sur lequel sont déposées les offrandes aux divinités. Mais peu importe vos croyances, la construction d'un autel est d'abord un acte de reconnaissance et peut représenter ce que vous voulez qu'il représente. Il participera de l'ambiance de votre lieu de méditation et pourra avoir une action apaisante quand vous poserez les yeux dessus. Ce sera votre temple à vous. Mettez-y ce que vous voulez, des fleurs, des objets ayant une connotation positive, bibelots, photos, nourriture… Si cela vous apaise d'y disposer votre collection de parfums, n'hésitez pas.

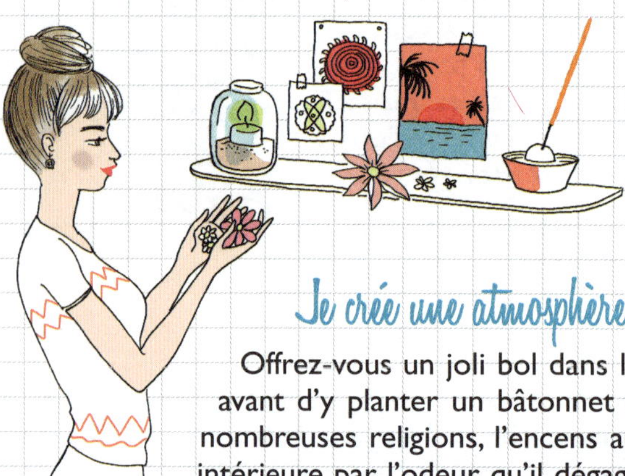

Je crée une atmosphère olfactive

Offrez-vous un joli bol dans lequel vous pourrez mettre un peu de sable avant d'y planter un bâtonnet d'encens. Utilisé dans les rites spirituels de nombreuses religions, l'encens aurait le pouvoir d'apporter sérénité et paix intérieure par l'odeur qu'il dégage en brûlant, et sa fumée ferait le lien entre le ciel et la terre. Le nerf olfactif est relié au cerveau limbique, siège de nos émotions, ce qui explique la sensation de bien-être et d'apaisement que procure l'inhalation d'encens. Attention toutefois à la qualité de l'encens que vous allez choisir. Évitez les encens chimiques, contenant des pesticides qui peuvent être source de pollution de votre intérieur. Préférez les encens 100 % naturels (en magasins bio). Vous pouvez aussi faire brûler du bois de santal, de la sauge séchée ou des huiles essentielles apaisantes, comme l'encens oliban (*Boswellia carterii*), la lavande vraie (*Lavandula angustifolia* ssp. *angustifolia*) ou le petit grain de bigarade (*Citrus aurantium* ssp. *aurantium*).

J'allume des bougies

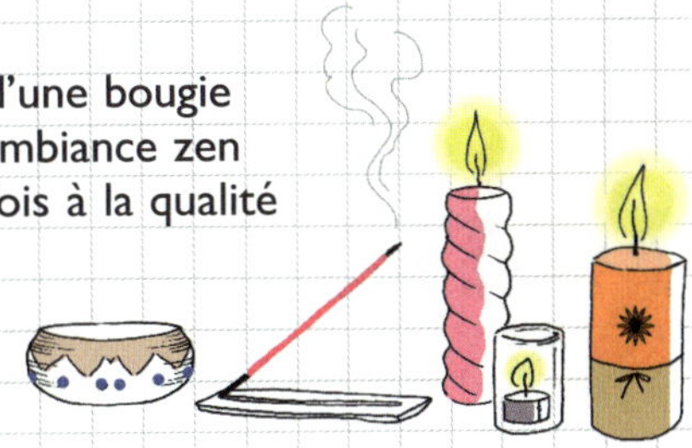

La lumière est un puissant symbole spirituel, la flamme d'une bougie facilitera votre concentration en plus de favoriser une ambiance zen et chaleureuse dans votre pièce. Attention encore une fois à la qualité de votre bougie. Évitez les bougies aux parfums de synthèse, préférez celles type « chauffe-plat » ou, mieux encore, celles à la cire de soja, sans odeur, pour ne pas interférer avec celle de l'encens.

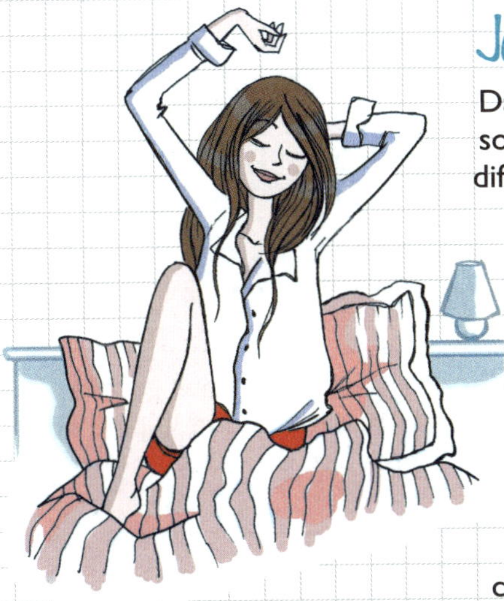

Je trouve le bon moment

Dans la tradition, les meilleurs moments pour méditer sont le matin (l'aube) et le soir (le crépuscule). Mais c'est difficilement adaptable à nos emplois du temps ! Le bon moment sera donc le vôtre, celui où vous pouvez vous délester un instant de vos activités quotidiennes sans être dérangée.

Je prends ma boussole

And last but not least, disposez votre siège de méditation et votre tapis de pratique face au nord ou à l'est afin de bénéficier des meilleures vibrations magnétiques. Vous trouverez sans problème de bonnes applications à télécharger sur votre smartphone.

J'adopte la bonne posture

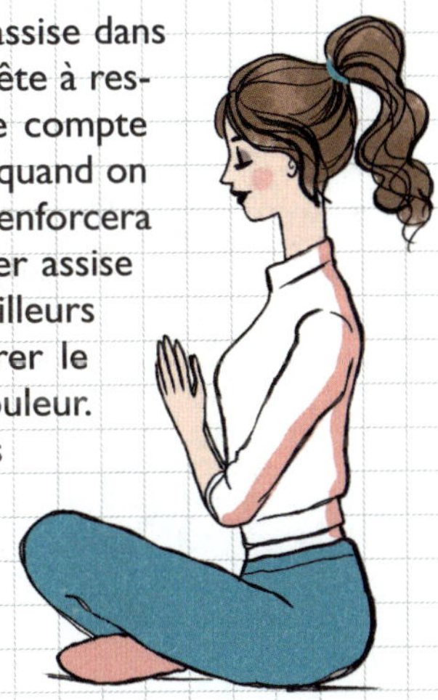

Lorsque vous vous imaginez méditer, avouez-le, vous vous voyez assise dans la fameuse posture du lotus, le dos droit, mains sur les genoux, prête à rester immobile pendant des heures… Mais vous vous rendrez vite compte qu'il est difficile de rester assise tout en conservant un dos droit quand on n'en a pas l'habitude. La pratique régulière des postures de yoga renforcera les muscles du dos et les abdominaux et vous permettra de rester assise plus confortablement et plus longtemps au fil du temps. C'est d'ailleurs le but principal des postures selon les textes classiques : préparer le corps à rester assis de façon prolongée sans trop d'effort ni de douleur. Il est important de noter dans votre journal de yoga-méditation vos éventuelles difficultés sur ce point. Patanjali, un Indien célèbre qui a écrit le manuel de pratique des *Yoga Sutras*, y mentionne que la posture de méditation doit être « agréable et stable ». Mais cela fait partie du chemin, il faut être patiente ! Votre posture ne doit pas être un obstacle à votre méditation !

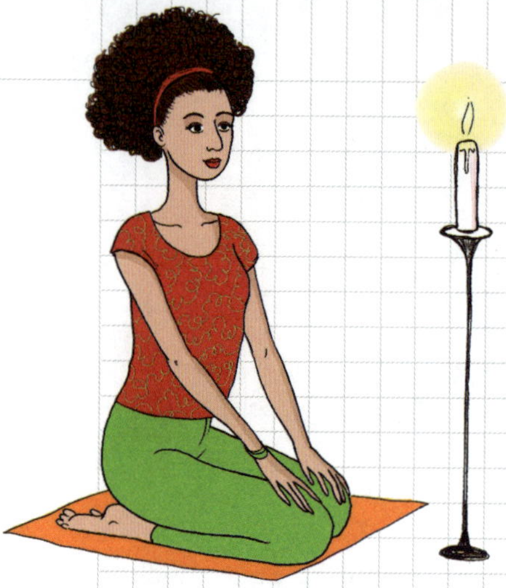

Pour être à l'aise

Le tailleur : Le dos droit, asseyez-vous « en tailleur », les jambes croisées devant vous, mains sur les genoux. Si vos genoux sont plus hauts que votre bassin, surélevez ce dernier en vous asseyant sur un petit coussin, une cale ou un zafu, un coussin de méditation rond.

Le diamant : Assise sur les genoux, fesses sur les talons, c'est la posture de méditation utilisée dans la tradition du zazen. La posture du diamant peut être difficile à tenir pour certaines personnes, alors n'insistez pas si ce n'est pas agréable pour vous ou adaptez-la. Si la posture tire au niveau des chevilles, mettez une couverture pliée sous vos chevilles pour les surélever. Si la douleur se situe au niveau des genoux ou des cuisses, mettez un petit coussin sous vos fesses et écartez les genoux de chaque côté de votre coussin. Veillez à garder le dos droit, sans creuser le bas du dos, les mains sur les genoux.

Sur une chaise : Vous pouvez aussi vous asseoir sur une chaise, fesses et dos contre le dossier, mains sur les genoux, pieds bien à plat sur le sol ou chevilles croisées si vos pieds ne touchent pas le sol.

Pour les plus avancées, le demi-lotus : Assise le dos droit, repliez la jambe gauche afin que le talon touche le périnée. Puis ramenez la jambe droite de façon à ce que le pied droit se place au-dessus du pied gauche. Cette posture ne doit pas produire de douleurs dans les genoux, les hanches ou le dos.

Je peux m'allonger ?
Certaines lignées yogiques traditionnelles interdisent de méditer allongé afin d'éviter de sombrer dans le sommeil. Mais si la position allongée est la seule confortable pour vous et que vous vous sentez prête à pratiquer sans vous endormir, n'hésitez pas ! Adoptez la posture du « cadavre », allongée sur le dos, menton légèrement vers la poitrine, bras éloignés du corps, paumes de mains tournées vers le ciel, pieds écartés au moins de la largeur des hanches et relâchés vers l'extérieur.

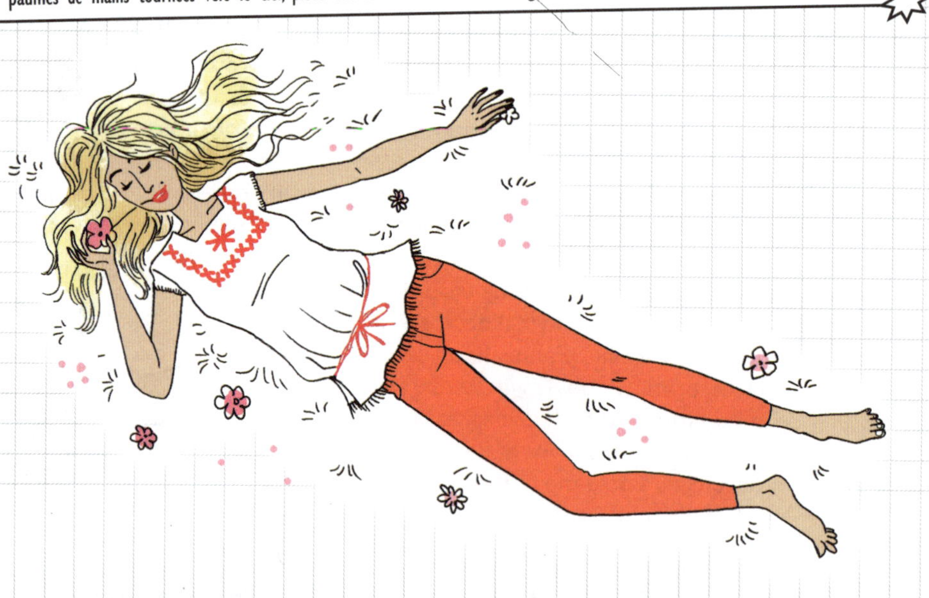

La posture reine : le lotus

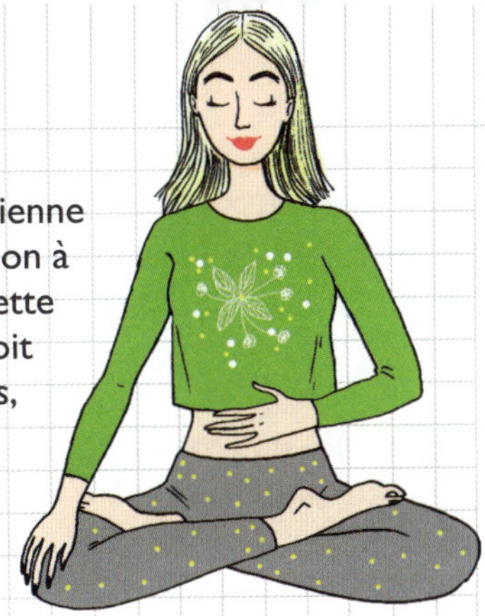

Assise le dos droit, repliez la jambe droite afin que le pied droit vienne se poser sur la cuisse gauche. Puis repliez la jambe gauche de façon à ce que le pied gauche se pose sur la cuisse droite. Attention, cette posture sollicite beaucoup les genoux et les hanches. Le dos doit rester droit et les genoux toucher le sol. Si ce n'est pas le cas, préférez une autre posture.

Les accessoires

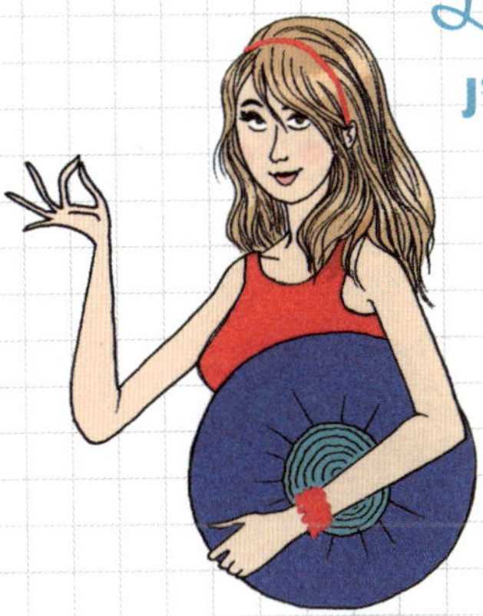

J'investis dans un zafu

Le zafu est un coussin de méditation rond. Souvent rempli de fibres végétales telles que le kapok ou de balles d'épeautre pour méditer en mode 100 % écolo. Pour bien le choisir, l'idéal est de l'essayer. À défaut (on en trouve de beaux et pas chers sur Internet), de prendre en compte les mesures : largeur et hauteur. Il faut que vos fesses reposent confortablement dessus et que vos genoux puissent toucher le sol afin de pouvoir garder le dos bien droit. Enfin, votre zafu ne doit pas être trop mou, pour vous aider à garder le bassin bien ancré. Une cale de yoga ou un coussin un peu épais et pas trop mou feront tout aussi bien l'affaire.

Le banc de méditation

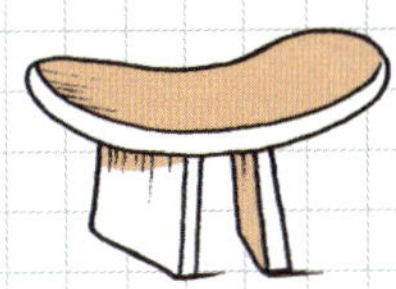

En bois, inspiré des tabourets japonais adaptés à la posture *seiza* (« la bonne posture »), il est bas, possède une forme incurvée et une assise légèrement inclinée vers l'avant. Il permet de s'asseoir jambes repliées, les talons sous les fesses afin de bien dégager le ventre et de garder le dos droit. Côté prix, c'est un investissement, mais vous ne le regretterez pas.

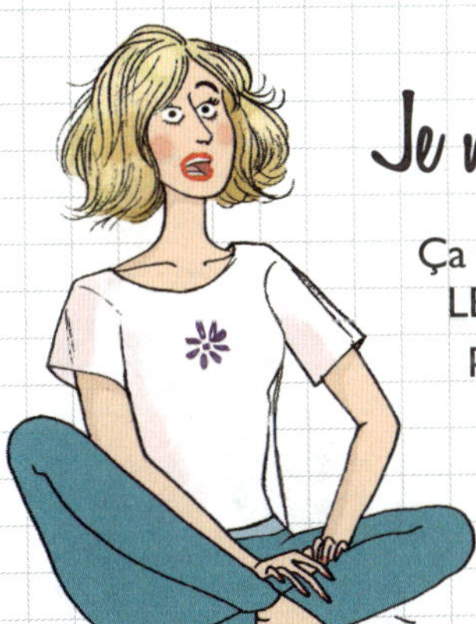

Je me décoince pour commencer

Ça y est, vous avez aménagé votre petit coin de pratique, investi dans LE zafu méga confortable et la tenue qui vous va bien ! Vous êtes fin prête à vous lancer sur le chemin du yoga et de la méditation… Mais on ne devient pas Bouddha en un jour ! Les débuts sont parfois un peu difficiles, notamment pour le corps. Eh oui, comme 99 % des gens, vous n'êtes pas forcément souple, avez plus ou moins mal au dos, au niveau des lombaires (le « bas du dos ») ou des cervicales (la nuque et le haut du dos), voire les deux ! Voici quelques exercices simples et rapides pour commencer à délier votre corps en douceur et le préparer à rester en posture de méditation. En effet, détendre et renforcer le corps en douceur grâce aux postures de yoga vous permettra de mieux méditer…

Je m'étire comme un chat !

La posture du chat va permettre de détendre vos épaules et votre colonne vertébrale.
À quatre pattes sur votre tapis, essayez de bien aligner vos épaules et vos poignets, vos hanches et vos genoux, le dos bien droit, la nuque dans le prolongement de la colonne. Inspirez, creusez le dos, amenez les ischions (les os des fesses) vers le ciel, relevez la tête et dirigez votre regard entre les sourcils. Sur l'expiration, laissez le dos s'arrondir, ramenez le sacrum vers le sol et le menton vers la poitrine. Continuez ainsi une dizaine de fois en veillant à bien coordonner le souffle et le mouvement.

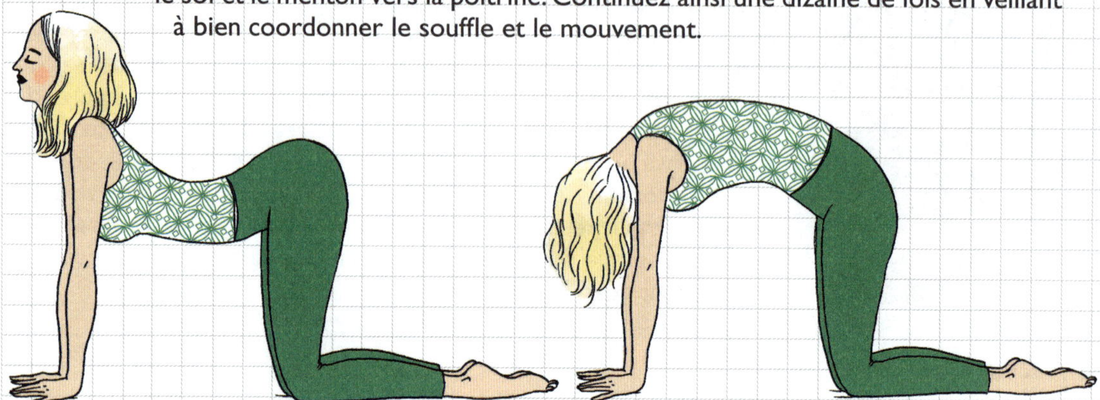

Je m'engage dans le bateau

Le nom de cette posture invite au voyage mais ne vous y fiez pas, elle va vous aider à renforcer vos abdos et ainsi mieux protéger vos lombaires.
Assise sur votre tapis, le dos droit. Pliez les genoux, plantes des pieds sur le sol. Les pieds et les genoux joints, sentez votre bassin bien ancré dans le sol.
Amenez les mains sous les cuisses et, en inspirant, décollez les pieds du sol en gardant le dos bien droit.
Si vous vous sentez à l'aise, vous pouvez ouvrir les bras, mais veillez à toujours garder le dos bien droit.
Prenez 5 grandes respirations, puis ramenez les pieds au sol.
Recommencez une ou deux fois si vous êtes courageuse.

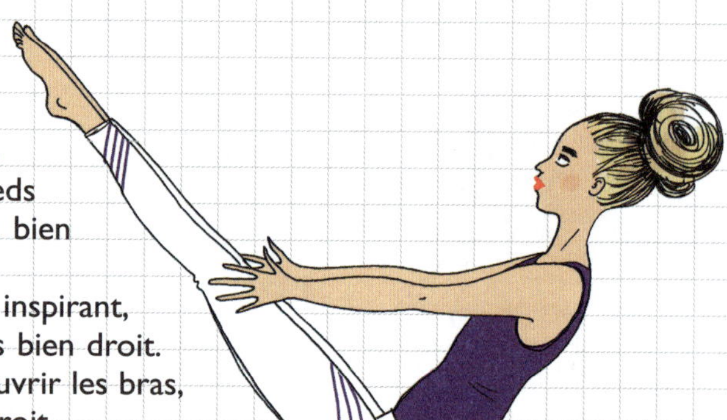

Je m'ancre comme une montagne

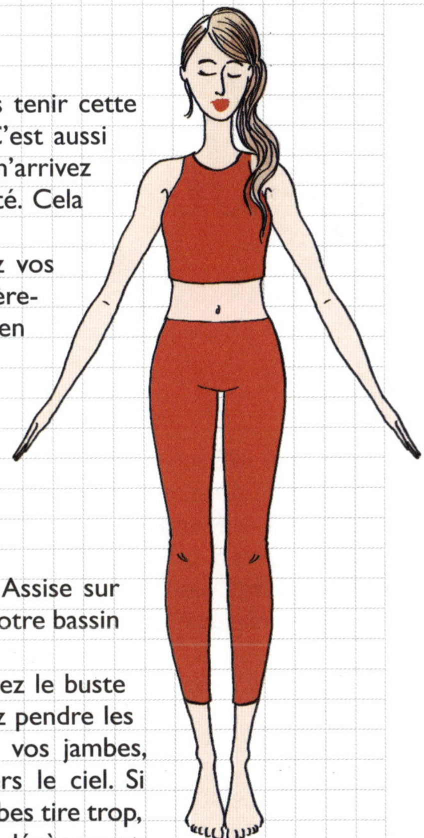

La posture de la montagne peut paraître très simple, mais tenir cette posture immobile demande beaucoup de concentration. C'est aussi un bon moyen de connaître votre état émotionnel ; si vous n'arrivez pas à trouver l'immobilité, c'est que votre mental est agité. Cela peut beaucoup varier d'un jour à l'autre.
Debout, les pieds joints, les bras le long du corps. Sentez vos plantes de pieds bien à plat sur le sol, ramenez le sacrum légèrement vers le bas pour décambrer le bas du dos, relâchez bien les épaules et repoussez légèrement la tête vers l'arrière. Fermez les yeux et essayez de trouver l'immobilité. Tenez ainsi le temps de 10 respirations.

Je m'étire, tout doucement

La posture de la pince invite à un « étirement intense ». Assise sur votre tapis, les jambes tendues. Redressez le dos et sentez votre bassin bien ancré dans le sol.
Prenez une grande inspiration, puis, sur l'expiration, relâchez le buste vers les cuisses. Détendez bien la nuque, les épaules, laissez pendre les bras de chaque côté de vos jambes, paumes de mains vers le ciel. Si l'arrière de vos jambes tire trop, vous pouvez plier légèrement les genoux.

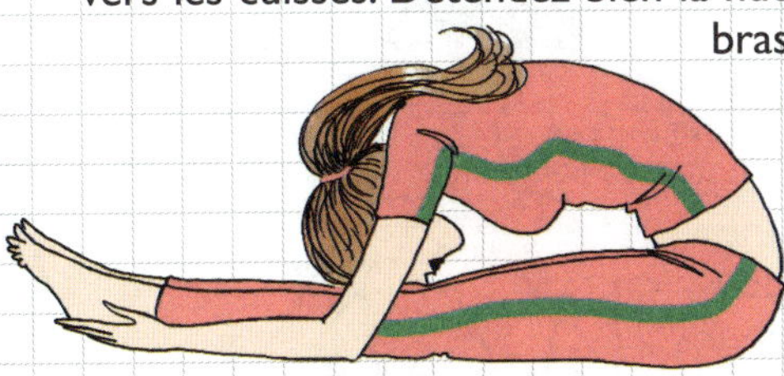

Tenez une dizaine de respirations, puis revenez en position initiale sur une inspiration.

Je prends conscience de mon souffle

Assise ou allongée de façon à garder l'abdomen bien dégagé. Amenez la main droite sur le nombril et concentrez votre souffle au niveau du ventre. Suivez le mouvement de votre main qui monte lorsque vous inspirez et descend à l'expiration.
Faites un cycle de 20 respirations tranquilles.

J'adopte la bonne posture au bureau
Les douleurs dorsales, sciatiques et tendinites du poignet ou de l'épaule sont souvent dues à la posture assise au travail. Pour prévenir les troubles musculo-squelettiques, adoptez la bonne posture au bureau. Assise le dos droit, fesses et dos contre le dossier de la chaise, les pieds doivent toucher le sol, ou à défaut un marche-pieds. Évitez de croiser les jambes et gardez les épaules relâchées, éloignées des oreilles. Lorsque vous sentez que votre dos se recroqueville, amenez l'index sur le sommet de la tête pour vous aider à vous redresser instantanément.

Chapitre 2

Je me prépare au yoga et à la méditation

C'est parti ! Maintenant que vous avez surmonté tous les obstacles qui pouvaient entraver votre motivation, que vous avez préparé votre spot de méditation et trouvé les meilleurs accessoires de yoga, vous êtes prête à vous y mettre pour de bon ! Attention, votre vie va changer… en mieux ! Avant de commencer, prenez conscience de ce qu'il se passe dans votre corps et dans votre tête. Cela permettra d'orienter votre pratique vers les exercices dont vous avez le plus besoin et ainsi vous détendre totalement…

J'élimine mes tensions corporelles

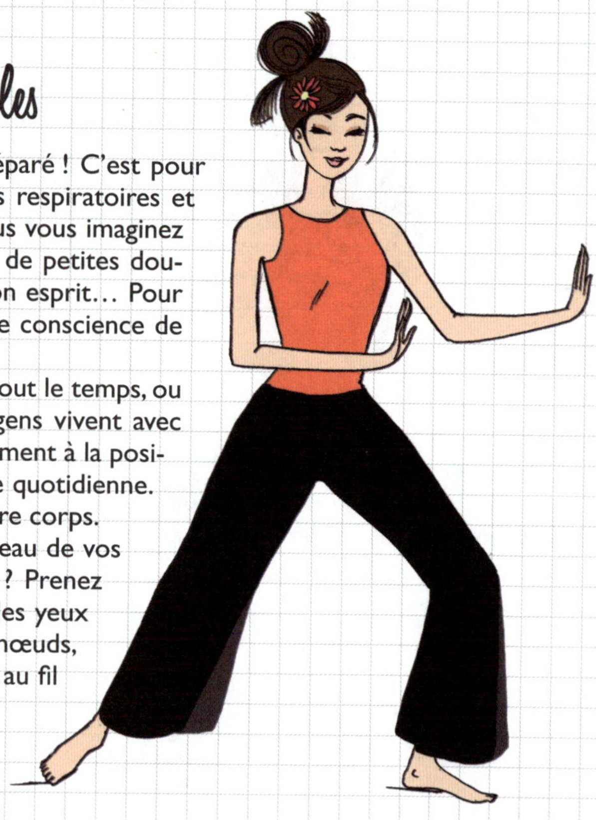

Pour bien méditer, il faut un corps bien préparé ! C'est pour cela que les postures de yoga, les exercices respiratoires et de nettoyage yogiques ont été inventés ! Vous vous imaginez méditer avec un corps plein de tensions et de petites douleurs ? Difficile alors de faire le vide dans son esprit… Pour bien préparer son corps, il faut déjà prendre conscience de ce qu'il s'y passe !

Où avez-vous mal ? Avez-vous mal souvent, tout le temps, ou juste de temps en temps ? La plupart des gens vivent avec une ou des douleurs chroniques, liées notamment à la position adoptée au travail ou au stress de la vie quotidienne. Prenez donc un instant pour « scanner » votre corps. Que s'y passe-t-il, que ressentez-vous au niveau de vos articulations, de votre dos, de votre ventre ? Prenez un instant, allongez-vous sur le dos, fermez les yeux et prenez conscience de votre corps, des nœuds, douleurs et contractions qui se sont formés au fil du temps…

Essayez, vous serez surprise de voir à quel point vous négligez vos sensations.

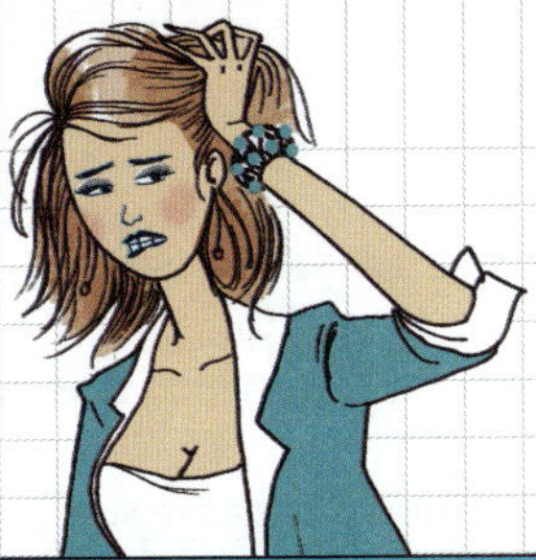

Mes petites douleurs quotidiennes

Notez dans le tableau ci-après vos sensations douloureuses **selon leur intensité (de 0 à 5)** et leur apparition : **de temps en temps, souvent ou tout le temps**.

Mes petites douleurs chroniques	De temps en temps	Souvent	Tout le temps
Mal de tête			
Contraction du front			
Contraction des mâchoires			
Migraines			
Mal de dos			
Douleurs aux cervicales			
Douleurs aux épaules			
Douleurs aux poignets, mains, doigts			
Maux de ventre			
Douleurs au niveau des lombaires			
Mal dans le bas du corps			
Douleurs aux fesses (nerf sciatique)			
Douleurs aux genoux			
Douleurs aux chevilles			
Autres douleurs :			

Les postures pour me détendre

Maintenant que vous avez pris conscience de vos tensions et petits malaises au niveau corporel, il est temps de s'attaquer à les délier ! Et ça tombe bien, les postures de yoga sont faites pour ça !

Je défais les nœuds de mon visage dans la posture du lion

Situation : J'ai les mâchoires serrées, le front toujours froncé.

→ **Solution :** Je détends mon visage avec la posture du lion, pour éviter les ridules du même nom.

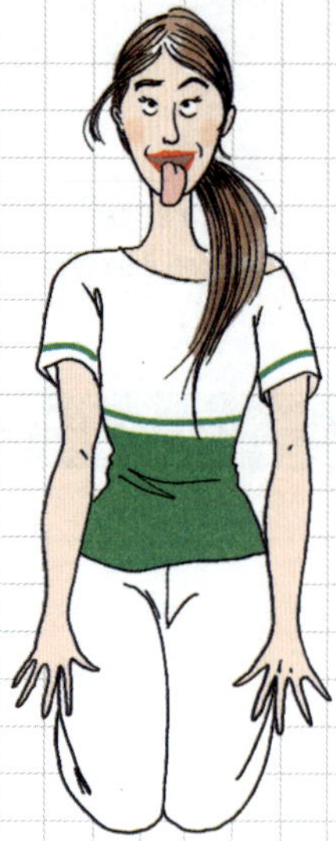

Comment faire ?

Si ce n'est pas la posture la plus élégante, elle est d'une efficacité redoutable !

Petit conseil : assurez-vous que personne ne déboule à l'improviste, avant de vous transformer en lionne yogique…

Assise, les fesses sur les talons, amenez les paumes de mains sur les genoux, les doigts écartés les uns des autres, comme des griffes. Vos bras sont tendus, vos épaules restent éloignées des oreilles. Inspirez. Sur l'expiration, ouvrez la bouche et tirez la langue le plus loin possible vers le menton en rugissant d'un grand « Haaaaaa ». N'ayez pas peur du ridicule, allez-y franchement afin de relâcher toutes les tensions du visage et de la bouche.

Attention à bien garder la nuque droite, la tête ne doit pas partir vers l'arrière, ni aller vers l'avant afin d'éviter de créer des tensions dans la nuque.

Je dénoue les tensions dans ma nuque et mes cervicales

Situation : J'ai fréquemment des douleurs aux cervicales… Et pour cause ! C'est là que vont venir se loger les petites tensions du quotidien, accentuées par la position assise adoptée au travail, ou encore le port d'un sac à main…

→ **Solution :** Je pratique le rituel de détente de la nuque et des cervicales !

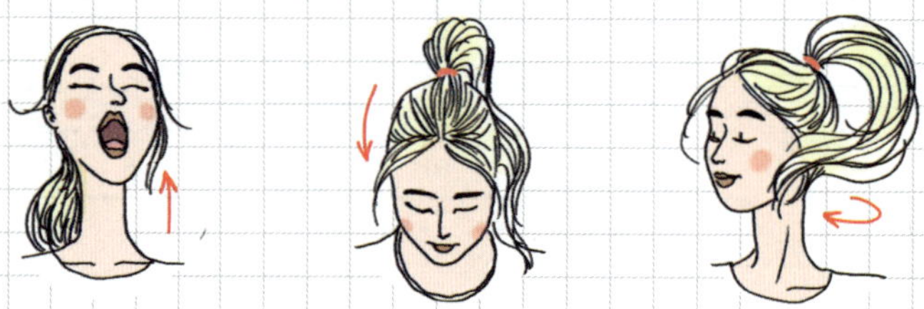

Comment faire ?

Assise ou debout, le dos bien droit et les épaules relâchées. Inspirez, puis, sur l'expiration, amenez l'oreille droite vers l'épaule droite. Inspirez, ramenez la tête au centre. Expirez, amenez la tête vers l'arrière.

Inspirez, revenez. Expirez, amenez l'oreille gauche vers l'épaule gauche.

Inspirez au centre, puis expirez en amenant le menton vers la poitrine. Inspirez revenez au centre. Puis recommencez dans l'autre sens, à gauche, vers l'arrière, à droite, puis vers l'avant.

Attention à bien garder les épaules détendues. Si vous êtes très tendue, vous risquez de les contracter légèrement pendant l'exercice et d'empêcher les effets bénéfiques.

Pour parfaire la détente et le relâchement, faites de petits cercles avec la tête, 5 fois vers la droite, 5 fois vers la gauche.

Je détends mon dos et ma colonne comme une grenouille

Situation : J'ai plein de tensions dans le dos et mes épaules sont toutes contractées.

→ **Solution :** Si vous sentez le haut de votre dos s'arrondir et que vos épaules sont crispées et rentrent vers l'avant, le geste de la grenouille est fait pour vous !

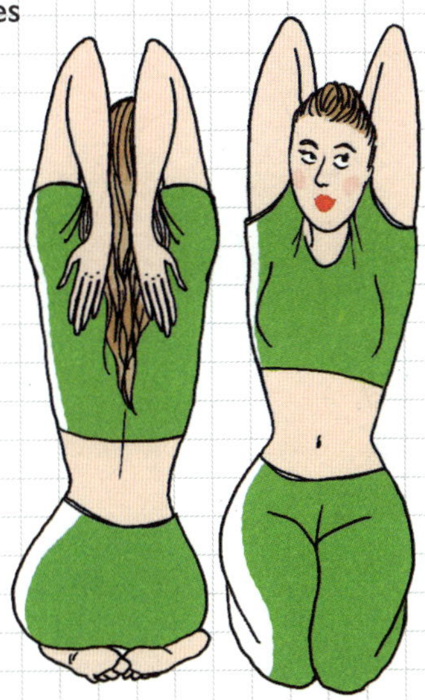

Comment faire ?

Assise en tailleur ou sur les genoux (l'important est que vous puissiez garder le dos droit, n'hésitez pas à vous asseoir sur votre coussin ou zafu afin de surélever votre bassin). En inspirant, étirez les bras vers le ciel.

Sur l'expiration, pliez les coudes et amenez les paumes de mains dans le haut du dos en essayant de rapprocher les coudes l'un de l'autre sans crisper les épaules.

Prenez 3 à 5 respirations profondes, puis relâchez doucement sur une expiration.

Je soulage le bas du dos dans la posture de l'enfant

Situation : J'ai mal aux lombaires, dans « le bas du dos ».

→ **Solution :** Je délie toutes mes douleurs dans la posture réconfortante de l'enfant.

Comment faire ?

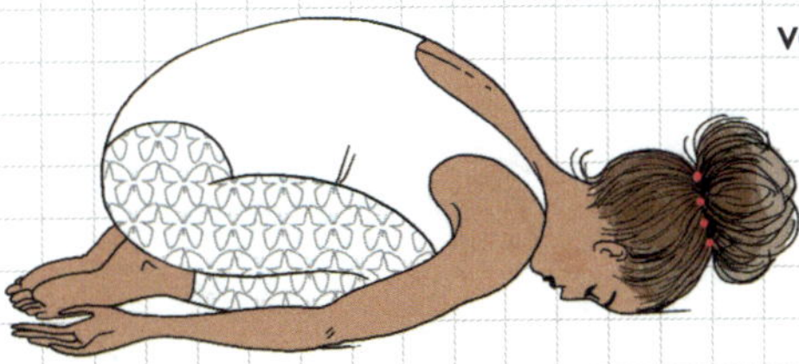

À quatre pattes, genoux écartés de la largeur des hanches, sur une expiration, ramenez les fesses vers les talons, le ventre sur les cuisses et le front au sol. Amenez vos bras vers l'arrière le long du corps pour bien relâcher les épaules. Restez ainsi sur 5 grandes respirations, puis ramenez les mains bien à plat sur le sol, sous les épaules, et déroulez le dos vertèbre par vertèbre sur une inspiration.

J'étire mon dos et mes jambes dans la posture du chien la tête en bas

Situation : Je me sens « rouillée », mes articulations sont un peu raides.

→ **Solution :** J'assouplis profondément mon dos et mes jambes dans la posture du chien la tête en bas.

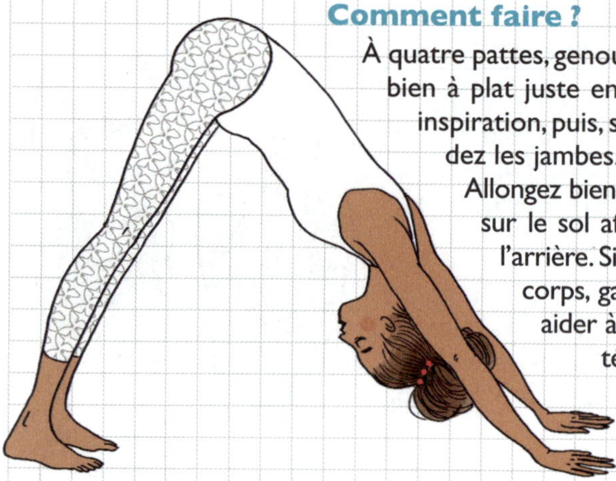

Comment faire ?

À quatre pattes, genoux écartés de la largeur des hanches, mains bien à plat juste en dessous des épaules. Prenez une grande inspiration, puis, sur l'expiration, décollez les genoux et tendez les jambes.

Allongez bien la colonne et poussez les paumes de mains sur le sol afin de bien amener le poids du corps vers l'arrière. Si vous sentez beaucoup de poids à l'avant du corps, gardez les genoux un peu pliés afin de vous aider à conserver l'allongement de la colonne vertébrale. Tenez la posture sur 5 grandes respirations, et revenez à quatre pattes, puis dans la posture de l'enfant. Recommencez au moins une fois.

Je détends mon dos et mon ventre en torsion

Situation : Je suis tendue, j'ai mal au dos et je ressens parfois des « nœuds » dans le ventre.

→ **Solution :** Je pratique une torsion légère pour relâcher instantanément le haut de mon corps.

Comment faire ?

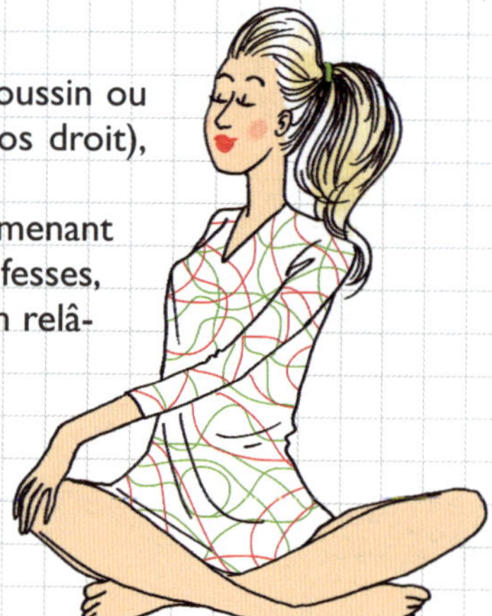

Assise, le dos droit (n'hésitez pas à vous mettre sur un petit coussin ou votre zafu si vous sentez qu'il vous est difficile de garder le dos droit), jambes croisées en tailleur ou en demi-lotus.

Inspirez, puis, sur l'expiration, tournez le buste vers la droite en amenant la main gauche sur le genou droit et la main droite derrière les fesses, regardez par-dessus votre épaule droite. Gardez les épaules bien relâchées, le ventre détendu.

Prenez 5 respirations, puis revenez au centre sur une inspiration. Sur la prochaine expiration, faites l'autre côté, la main droite sur le genou gauche, la main gauche derrière les fesses. Détendez bien le ventre.

Tenez sur 5 respirations, puis revenez sur une inspiration.

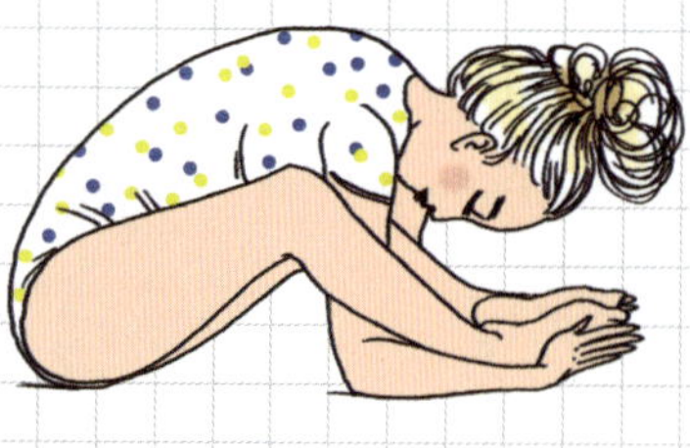

Je détends mon bassin en tortue

Situation : J'ai l'impression d'avoir le bassin « bloqué ».

→ **Solution :** Je me mets en tortue, pour ouvrir mes hanches, détendre mon dos et mes épaules.

Comment faire ?

Assise le dos droit, amenez les deux plantes de pieds l'une contre l'autre en relâchant bien le poids des genoux vers le sol.
Passez les avant-bras sous les mollets, les mains sur les pieds ou les chevilles. Relâchez le dos et amenez la tête vers les pieds.
Laissez le dos s'arrondir et se relâcher et faites une belle carapace de tortue !
Tenez sur 10 respirations profondes, puis remontez sur une inspiration en déroulant le dos, vertèbre après vertèbre.

Je relâche tout avec la pince dynamique

Situation : Je suis plutôt anxieuse de nature.

→ **Solution :** J'étire en douceur mon dos et mes jambes pour relâcher toutes mes tensions.

Comment faire ?

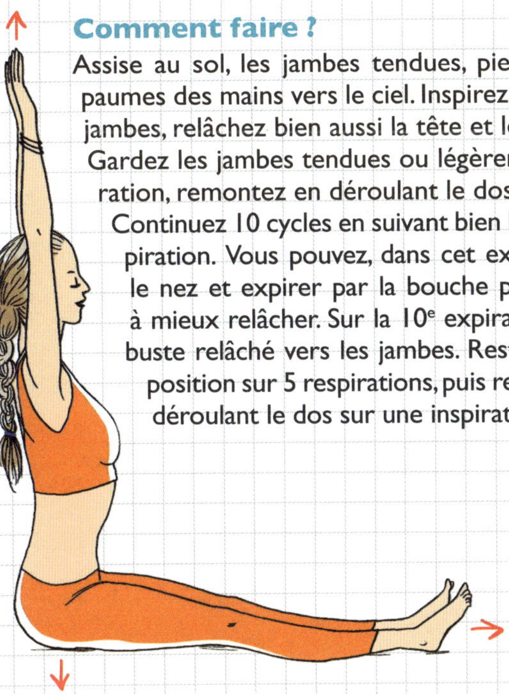

Assise au sol, les jambes tendues, pieds joints. Relâchez les bras le long du corps, paumes des mains vers le ciel. Inspirez, puis, sur l'expiration, relâchez le buste vers les jambes, relâchez bien aussi la tête et les épaules.
Gardez les jambes tendues ou légèrement pliées si ça tire vraiment trop. Sur l'inspiration, remontez en déroulant le dos, puis expirez, redescendez en relâchant.
Continuez 10 cycles en suivant bien le rythme de votre respiration. Vous pouvez, dans cet exercice, inspirer par le nez et expirer par la bouche pour vous aider à mieux relâcher. Sur la 10e expiration, gardez le buste relâché vers les jambes. Restez dans cette position sur 5 respirations, puis remontez en déroulant le dos sur une inspiration.

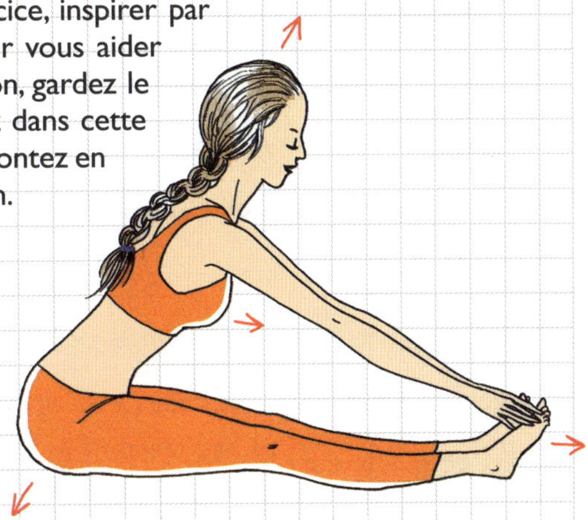

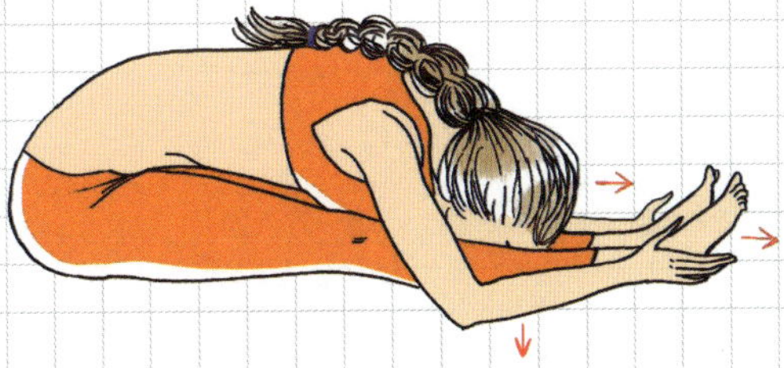

J'élimine mes tensions psychiques

Situation : Quand je ressens des émotions négatives, j'ai des douleurs physiques.

→ **Solution :** Votre esprit parle à votre corps et celui-ci lui répond. Prendre conscience de cela est le début de votre chemin sur la voie du yoga et de la relaxation.

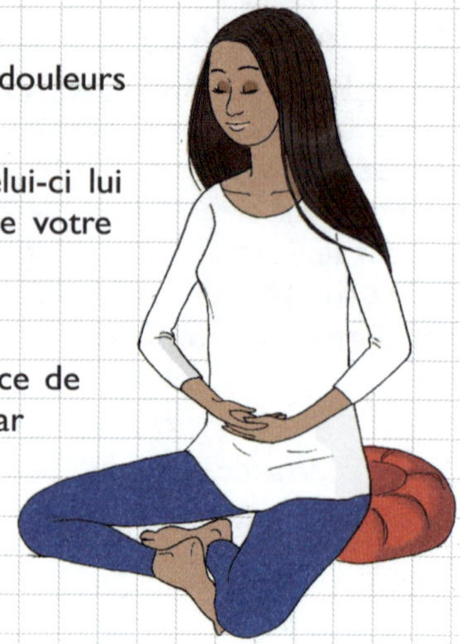

Comment faire ?

Posez-vous 2 minutes, assise ou allongée, et prenez conscience de votre état émotionnel. Faites cet exercice sur une semaine, car vos émotions peuvent varier d'un jour à l'autre et cela vous permettra de voir l'évolution de votre mental au fil du temps et de mettre le doigt sur les émotions récurrentes sur lesquelles vous devrez travailler.

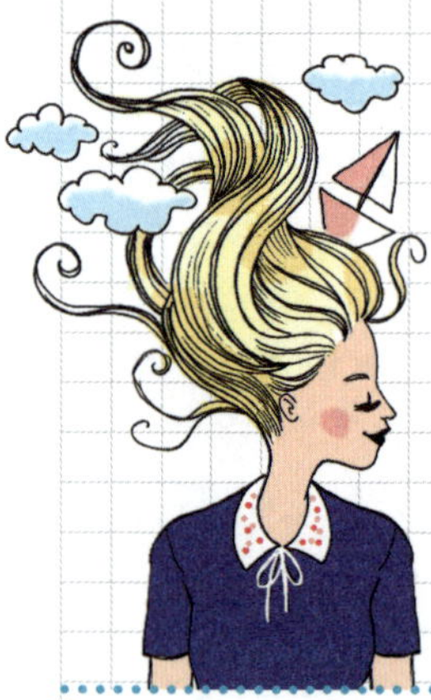

Posez-vous la question sincèrement : comment je me sens aujourd'hui ? Que se passe-t-il dans ma tête ? Dans mon cœur ? Quelles sont les répercussions de mon état d'esprit sur mes actions ?

Comment ça va dans ma tête ?

Suis-je stressée, angoissée ?	❑ Oui	❑ Non
Est-ce que je m'énerve facilement ?	❑ Oui	❑ Non
Est-ce que j'arrive à bien me concentrer ?	❑ Oui	❑ Non
Est-ce que je me mets facilement en colère ?	❑ Oui	❑ Non
Mes relations aux autres sont-elles apaisées ?	❑ Oui	❑ Non
Est-ce que je dors bien ?	❑ Oui	❑ Non
Est-ce que je mange bien ?	❑ Oui	❑ Non
Est-ce que je me trouve belle ?	❑ Oui	❑ Non
Est-ce que j'ai tendance à me plaindre ?	❑ Oui	❑ Non
Est-ce que je respire bien ?	❑ Oui	❑ Non

Je calme mon mental avec la respiration

Les exercices de respiration font partie intégrante de la pratique yogique, ils sont d'autant plus importants qu'ils aident à entrer plus facilement en méditation en permettant au mental de se calmer.

Respirer est la première chose que vous faites lorsque vous venez au monde. Regardez un bébé respirer calmement : son ventre se gonfle, puis se dégonfle lentement et tranquillement. Et le vôtre ?
Notre diaphragme, muscle de la respiration, est souvent bloqué par nos crispations corporelles. Résultat : la plupart des adultes ont perdu cette respiration naturelle et se contentent de petites respirations superficielles et localisées dans le haut du corps. Libérer le souffle, c'est redonner à votre corps l'énergie vitale dont il a besoin pour retrouver son équilibre physique et émotionnel.

Je m'apaise instantanément grâce à la respiration alternée

La pratique de la respiration alternée permet de calmer le mental et d'apaiser le stress. Vous allez voir, c'est magique !

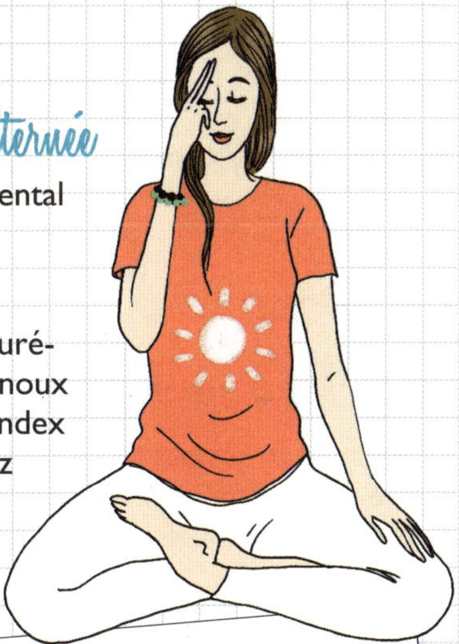

Comment faire ?

Assise confortablement, le dos droit, le bassin légèrement surélevé par un coussin ou un zafu, jambes croisées ou sur les genoux (vous pouvez aussi vous installer sur une chaise). Amenez l'index et le majeur de la main droite entre les sourcils et bouchez la narine droite avec l'annulaire et l'auriculaire. Inspirez à gauche, puis bouchez la narine gauche avec le pouce et l'index. Expirez à droite. Bouchez à droite, expirez à gauche, bouchez à gauche, expirez à droite, etc.

Combien de temps ?

Pratiquez pendant 5 minutes pour commencer, puis vous pourrez augmenter à 7 minutes, voire 10, lorsque vous serez très à l'aise.

Pour aller plus loin...
Lorsque vous serez à l'aise avec la pratique de la respiration alternée, vous pourrez introduire une rétention à la fin de chaque inspiration. Essayez de trouver un rythme de 1-4-2 : inspirez sur 1, retenez sur 4, puis expirez sur 2. Si vous êtes très à l'aise, vous pouvez adopter un rythme plus intense sur le rythme 4-16-8, etc.

Je déstresse et je dors bien grâce à la respiration abdominale

Les situations de stress et le rythme de vie effréné aidant, nous sommes nombreuses à « oublier » de bien respirer. La respiration abdominale permet de retrouver une respiration naturelle et détendue, calme le rythme respiratoire et aide à la détente du corps.

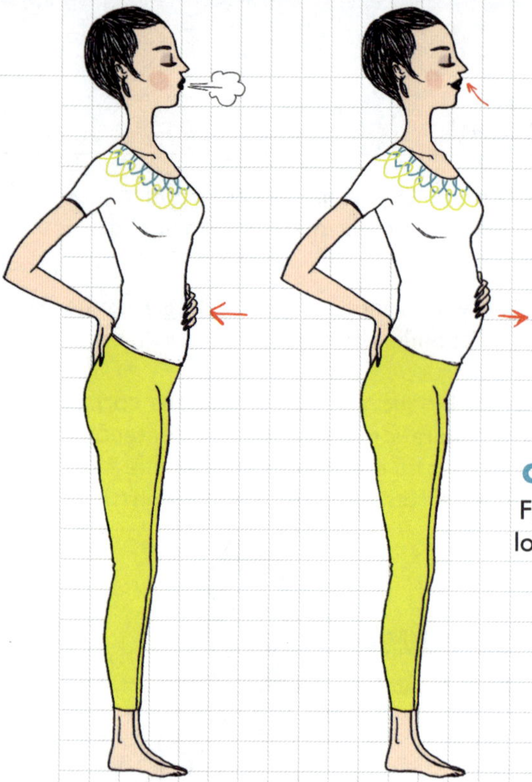

Comment faire ?

Allongée sur le dos, les jambes tendues et les pieds relâchés vers l'extérieur. Détendez le visage et le corps et fermez les yeux. Amenez la main droite au niveau du nombril, puis inspirez lentement par le nez en amenant le souffle dans le ventre. Sentez votre nombril et votre main monter. À l'expiration, laissez le ventre se dégonfler, la main redescendre doucement. Pendant tout l'exercice, concentrez-vous sur le mouvement de votre main qui monte, puis redescend.

Combien de fois ?

Faites 10 respirations abdominales en essayant d'allonger vos inspirations et vos expirations.

Je gère mieux mes émotions grâce à la respiration costale

La respiration costale fait travailler le muscle de la respiration : le diaphragme. Les fameuses « crises de spasmophilie » sont souvent dues au « blocage » du diaphragme en raison du stress, de chocs émotionnels, ou tout simplement du fait qu'on « oublie » de solliciter ce muscle.

Comment faire ?

Allongée sur le dos, les jambes tendues et les pieds relâchés vers l'extérieur. Respirez naturellement et essayez de vous connecter à votre souffle. Puis mettez les mains sur les côtes en gardant les bras, les coudes et les épaules bien détendus et relâchés.
Inspirez lentement par le nez et laissez les côtes avant et arrière se soulever et s'écarter.
À l'inspiration, les côtes, avant et arrière, redescendent et se rapprochent.
Concentrez-vous sur le mouvement de vos mains qui montent à l'inspiration, et descendent à l'expiration.

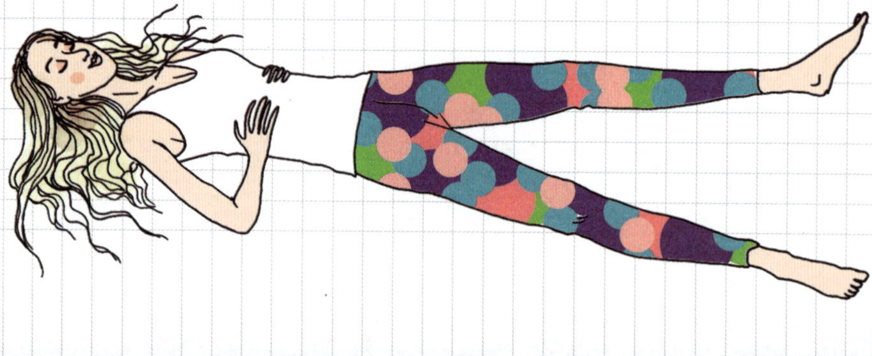

Combien de fois ?

Faites 10 respirations costales en essayant de prendre de grandes inspirations et expirations.

Je me concentre et atténue mon stress grâce à la respiration claviculaire

La respiration claviculaire réveille et oxygène le cerveau et diminue durablement les effets du stress. Abusez-en !

Comment faire ?

Allongée sur le dos, les jambes tendues et les pieds relâchés vers l'extérieur, étendez les bras le long du corps, paumes vers le ciel.
Mettez les doigts sur les clavicules en gardant les bras et les coudes détendus et relâchés.
Inspirez lentement par le nez et laissez les clavicules se soulever.
À l'expiration, laissez les clavicules s'abaisser. Sentez vos mains se soulever doucement à l'inspiration et redescendre à l'expiration, sans essayer d'exagérer le mouvement.

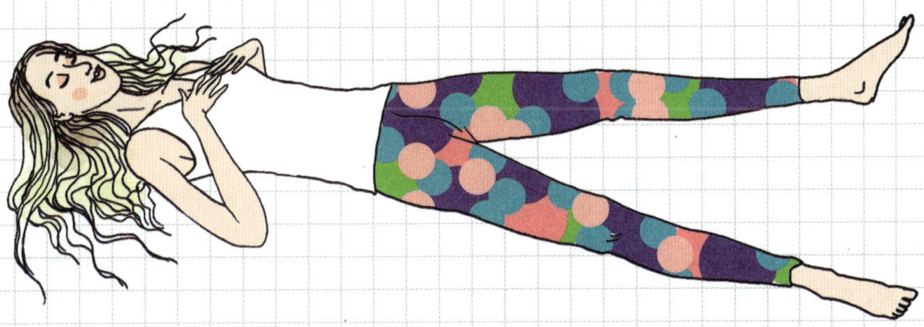

Combien de fois ?

Faites 10 respirations claviculaires en essayant d'allonger vos inspirations et vos expirations.

J'apprends à contrôler mon souffle grâce à la respiration complète

La respiration complète associe les 3 étages de la respiration. Elle permet de contrôler le souffle et d'apaiser le mental de façon quasi instantanée. Réapprenez à utiliser toute votre capacité respiratoire ! En cas de gros stress, elle permet de mieux gérer les émotions en se concentrant sur la respiration. Intégrée dans votre routine yogique, elle préparera votre corps et votre esprit à la méditation, libérant votre souffle en même temps que vos nœuds émotionnels.

Comment faire ?

Allongée sur le dos, les jambes tendues et les pieds relâchés vers l'extérieur. Détendez le visage et le corps et fermez les yeux. Placez la main droite au niveau du nombril, la main gauche sur la poitrine. Inspirez lentement et laissez le ventre se soulever, puis sentez les côtes et le diaphragme, puis les clavicules se soulever et s'écarter.
À l'expiration, le ventre se relâche d'abord, le diaphragme remonte, puis les côtes s'abaissent et se resserrent, et enfin les clavicules redescendent.

Concentrez-vous sur la vague sous vos mains. À l'inspiration, la main droite monte, puis la main gauche. À l'expiration, la main droite redescend, puis la main gauche.

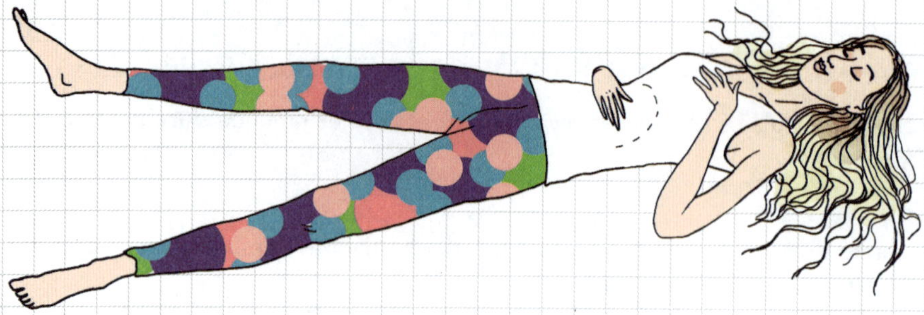

Combien de fois ?

Faites 10 cycles de respiration complète en essayant d'allonger vos inspirations et vos expirations.
Lorsque vous maîtrisez les 3 étages de respiration, vous pouvez pratiquer cet exercice assise le dos droit et les épaules détendues sur un zafu, un coussin, une chaise, ou même debout dans la rue, le bus ou le métro.

Je fais le ménage dans ma tête grâce à la respiration dynamique

La respiration dynamique (ou *kapalabhati*) est un exercice qui permet littéralement de « faire le ménage dans son crâne » : l'expulsion dynamique de l'air que vous inspirez va « nettoyer » vos poumons en même temps que votre tête !
Avant de pratiquer cet exercice, veillez à être à jeun ou à ne pas être en pleine digestion ; l'idéal étant le matin. Mettez une boîte de mouchoirs à côté de vous, vous risquez d'avoir besoin de vous moucher…

Comment faire ?

Assise le dos droit, veillez à avoir le ventre bien dégagé, n'hésitez pas à vous asseoir sur une chaise pour vous y aider. Amenez la main droite sur le nombril. Inspirez librement par le nez, puis expirez de façon active, toujours par le nez, en ramenant le nombril vers la colonne. La respiration est active, voire « abrupte », vous devez sentir vos abdominaux travailler sur l'expiration. Puis inspirez à nouveau tranquillement et expirez de façon dynamique. Sentez bien votre main droite rentrer rapidement vers la colonne vertébrale, puis remonter lors de l'inspiration.

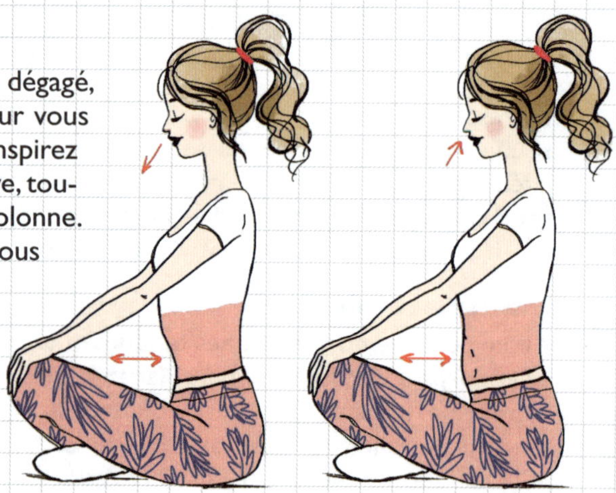

Lorsque vous débutez, inutile d'aller trop vite, veillez bien à inspirer pleinement, sinon vous risquez d'avoir la tête qui tourne et d'être en hyperventilation.

Combien de fois ?

Faites 20 cycles d'affilée, puis reprenez quelques respirations normales et recommencez 2 séquences. Avec l'expérience, vous pourrez allonger le nombre de cycles (jusqu'à 100) et accélérer le rythme respiratoire, tout en veillant à inspirer correctement.

Je me mets en mode détox

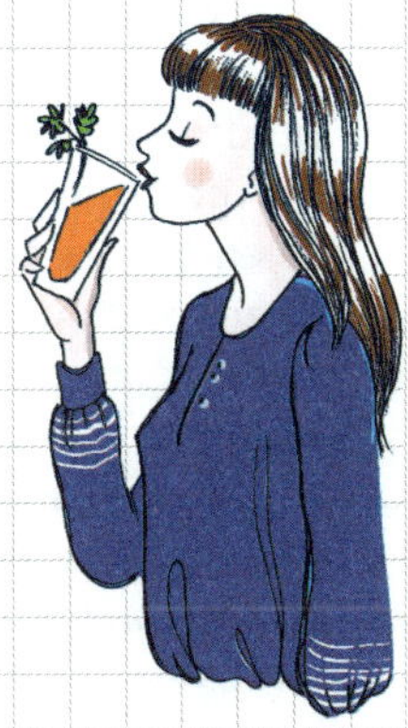

Que faites-vous lorsque vous avez l'impression que votre appartement est tellement en désordre que vous n'y trouvez plus rien ? Vous entamez un grand ménage ! Eh bien, c'est la même chose pour vous : lorsque vous vous sentez encombrée, que vous n'avez plus l'esprit clair, faites un grand ménage de votre intérieur ! Éliminer les toxines qui vous encombrent et vous fatiguent vous aidera à vous concentrer, à vous détendre et à mieux méditer !
En mode détox, certes, les jus verts et les cures d'herbe de blé sont efficaces, mais les exercices yogiques de nettoyage (appelés *kriyas*) le sont tout autant !

Ma routine matinale : je nettoie mes voies respiratoires

Cette pratique régulière, dite de « jala neti », permet de se débarrasser des poussières, pollens et effets de la pollution. Elle est très utile aussi pour se préparer aux exercices de respiration tels que la respiration alternée ou dynamique, surtout si vous êtes enrhumée ! Vous devez investir dans un lota, que vous trouverez facilement sur Internet (www.chin-mudra.com). C'est un petit arrosoir à nez, en plastique (meilleur marché), en cuivre ou en porcelaine. Remplissez le pot d'eau chauffée à température du corps (entre 35 et 40 degrés), puis versez-y l'équivalent d'une cuillerée à café de sel marin par litre d'eau (la quantité est adaptable selon vos besoins, le mélange ne doit pas brûler les muqueuses).

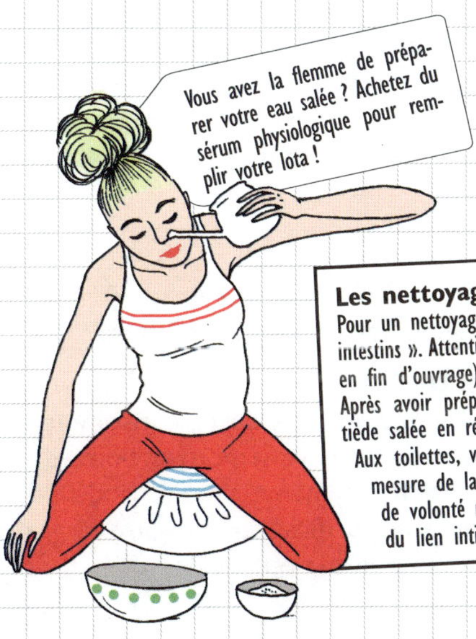
Vous avez la flemme de préparer votre eau salée ? Achetez du sérum physiologique pour remplir votre lota !

Les nettoyages « cracra »
Pour un nettoyage profond de l'intérieur, il existe une pratique très intense appelée « nettoyage des intestins ». Attention, elle ne doit pas se pratiquer seule si vous êtes débutante (voir la bibliographie en fin d'ouvrage).
Après avoir préparé le corps en mangeant léger la veille, la technique consiste à boire de l'eau tiède salée en réalisant une série de postures spécifiques, destinées à activer le travail des intestins. Aux toilettes, vous allez vous rendre compte que l'eau sort de plus en plus propre au fur et à mesure de la pratique, jusqu'à devenir transparente. Très intense, cet exercice demande beaucoup de volonté mais permet de « décrasser » intensément le corps et l'esprit en prenant conscience du lien intime entre l'appareil digestif et le système nerveux.

Au-dessus du lavabo, penchez-vous en avant et tournez la tête à gauche, retenez votre souffle et versez l'eau salée dans la narine droite pour la faire ressortir à gauche. Videz la moitié de votre lota, puis faites la même chose de l'autre côté. Lorsque vous devez respirer, faites-le par la bouche.
Une fois que vous avez terminé votre nettoyage, mouchez-vous doucement pour faire sortir toute l'eau.

Et si je jeûnais un peu ?

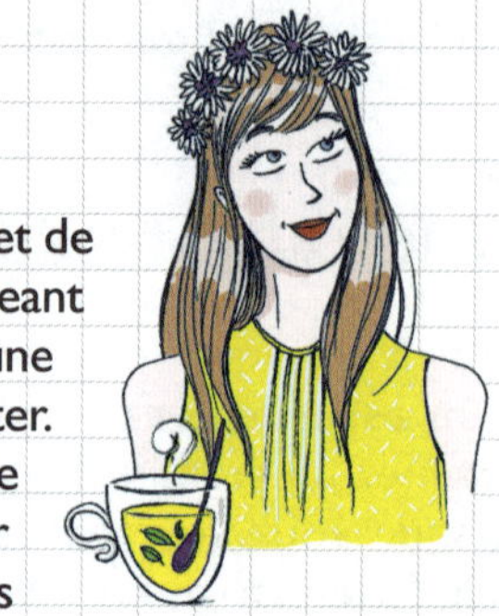

Très trendy, le jeûne est une pratique yogique à part entière, qui permet de mettre le système digestif au repos et de purifier le corps en ne mangeant pas pendant une durée déterminée. Dans la plupart des religions, le jeûne régulier peut être recommandé, afin de renforcer la capacité à méditer. Même en dehors de votre pratique yogique, une petite pause détox de temps en temps permet de mettre vos intestins au repos et d'éliminer les toxines accumulées dans le corps par la consommation d'aliments trop riches en graisses, de protéines animales ou d'aliments industriels, sans parler de l'alcool ou des cigarettes. Un seul jour suffit pour voir les résultats : vous « dégonflez », votre teint s'éclaircit, vous vous sentez plus légère et moins fatiguée (car la digestion demande beaucoup d'énergie) !
Aux changements de saison (automne et printemps), après une période d'excès, ou lorsque vous vous sentez très fatiguée, accordez une pause à votre organisme. Les effets sont immédiats, surtout si vous accompagnez votre détox d'une pratique physique modérée. C'est aussi une bonne manière de tester sa volonté ! Et lorsque le corps s'allège, le mental aussi ! Vous méditerez plus facilement délestée de vos toxines !
Ne commencez pas en vous mettant la pression, un seul jour suffit pour voir les bienfaits sur le corps. Ensuite, lorsque vous serez habituée, vous pourrez jeûner 2 ou 3 jours sans problème.

Quand jeûner ?

Quand vous vous sentez prête ! Simplement, les premières fois, il est préférable de choisir un moment où vous ne travaillez pas, où vous pouvez rester tranquillement chez vous et faire des activités que vous aimez et qui vous font du bien. Évitez les rendez-vous avec les copines, qui pourraient vous tenter, voire ne pas comprendre pourquoi « vous vous infligez des choses pareilles » !

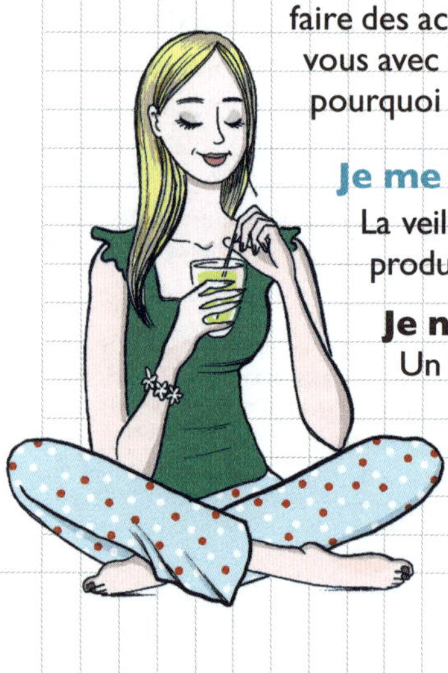

Je me prépare

La veille de votre jeûne, évitez de manger des produits animaux (viande, produits laitiers, œufs) et prenez un dîner léger, à base de légumes.

Je ne peux rien manger du tout ?

Un jeûne est un jeûne, cela veut dire que vous ne devez consommer aucun aliment, ni solide ni liquide, mais vous pouvez boire de l'eau et des tisanes à volonté. Il est même recommandé de boire beaucoup afin d'aider à la purification de votre organisme. Évitez les excitants comme le thé ou le café.

C'est trop duuuurrrr...

Si le jeûne total est vraiment trop difficile pour vous, vous pouvez commencer par une diète à base de jus de fruits ou de légumes frais. On trouve aujourd'hui plein de marques « détox » qui proposent des cures et vous livrent à domicile de délicieux jus frais, bio et pressés à froid, mais cela a un coût (environ 100 € par jour). Attention ! Ce type de jeûne, s'il peut paraître plus facile car il tolère des aliments, est en fait plus difficile à tenir car les jus stimulent la digestion et vont avoir tendance à vous donner plus faim...
Si vous avez la nausée, buvez de l'eau chaude additionnée de jus de citron.

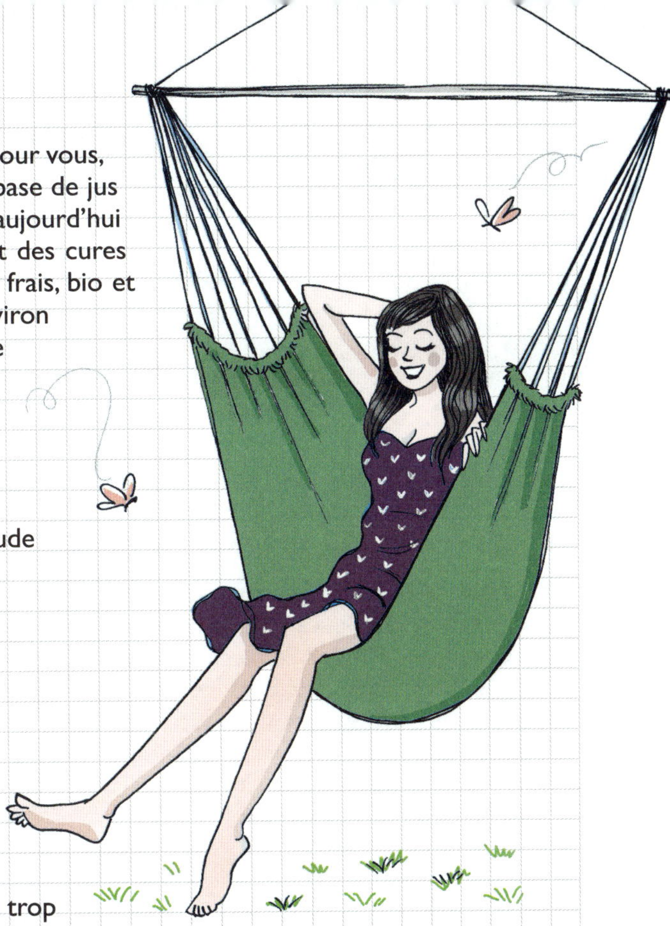

Je mange yogi

On peut lire dans la *Bhagavad gita* que « le yoga n'est pas pour celui qui mange trop, ni pour celui qui ne mange pas assez ». En fait, le parfait yogi mange avant tout de façon équilibrée, ni trop, ni trop peu, et évidemment sainement ! Avouons-le, même si c'est super bon et réconfortant avant d'entamer sa journée de travail, le café latte de chez Starbucks ne fait pas vraiment partie des aliments yogiques... Vous connaissez l'adage : « Nous sommes ce que nous mangeons ? Aimeriez-vous être un café latte de chez Starbucks, gras et excitant ? »

Tendance veggie

Le yoga préconise la non-violence, envers soi-même... et envers les autres ! Cela inclut tous les êtres vivants, de l'araignée qui a le malheur de venir se réfugier chez vous aux vaches, moutons, cochons et poissons que vous trouvez régulièrement sous forme de steaks ou panés dans votre assiette ! Essayez donc de limiter votre consommation de viande et poissons en remplaçant cet apport en protéines par des végétaux très protéinés comme le soja, le tempeh ou le seitan (en magasins bio et même en grandes surfaces).

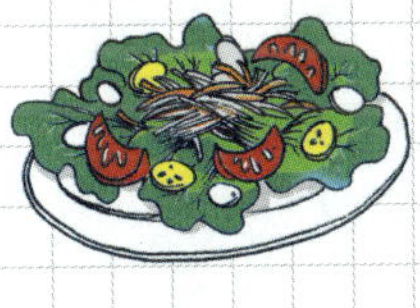

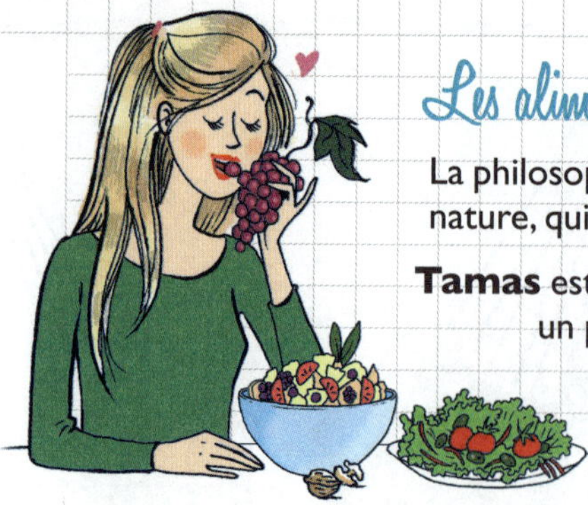

Les aliments du parfait yogi

La philosophie du yoga met en avant trois « qualités » présentes dans la nature, qui existent en nous-même de façon plus ou moins prégnante.

Tamas est lié à la paresse et à la léthargie. Si vous avez tendance à être un peu lente, déprimée, démotivée, si vous ressentez une sensation de lourdeur dans vos mouvements, évitez les aliments dits « tamasiques », comme la nourriture trop cuite, les œufs ou le poisson. De même, l'alcool et la cigarette renforcent les tempéraments tamasiques.

Rajas est lié à l'agitation. Une alimentation « rajasique » va donc stimuler votre mental et votre corps. Si vous avez tendance à être un peu nerveuse et agitée, évitez les produits épicés, l'ail et l'oignon, le sucre, et bien sûr les excitants comme le thé et le café.

Enfin, **sattva** est lié à l'équilibre, c'est vers cette « qualité » que toute yogini tend à se diriger. Les aliments « sattviques » sont ceux qui vous apportent toutes les vitamines et minéraux dont vous avez besoin. Privilégiez donc les fruits et légumes frais et bio, les fruits secs, les céréales complètes ou semi-complètes, les oléagineux (amandes, noisettes, noix…). Vous pouvez consommer des produits laitiers, bio de préférence, avec modération. Évitez les plats préparés, les aliments pleins de pesticides et de conservateurs.

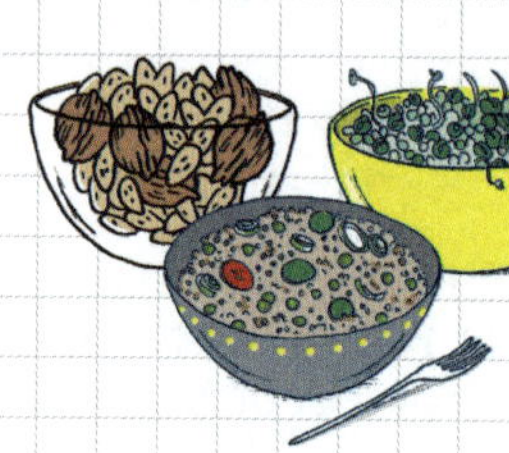

Mes petites recettes détox pour yogini surmenée

Mon veggie bowl matinal

Le petit déjeuner est LE repas le plus important de la journée ! Alors ne le laissez pas de côté et prenez le temps de vous concocter un bol délicieux et coloré qui vous donnera plein d'énergie. Au menu, des aliments bourrés de vitamines et d'antioxydants, bons pour la santé, au goût et pour la ligne… qui dit mieux ? Et tout ça pour seulement 5 minutes de préparation !

Ingrédients

- 12,5 cl de lait végétal (amande, avoine, soja…)
- 1 banane, bio de préférence (pour la texture)
- 1 poignée de dattes medjool dénoyautées (pour le sucre)
- 1 c. à c. de cacao en poudre non sucré (pour la gourmandise)
- ¼ d'avocat (un peu de bon gras !)

Toppings : des morceaux de fruits de saison, des superaliments (baies de goji, graines de chia, poudre d'açaï, fève de cacao crue…), du granola, de la noix de coco fraîche ou râpée… Laissez libre cours à votre imagination ou videz vos placards !

Préparation

Mixez tous les ingrédients ensemble, sauf les toppings. Puis versez le mélange dans un grand bol et recouvrez de quelques morceaux de fruits de saison et autres toppings de votre choix. Dégustez ! Si vous êtes un bec sucré, vous pouvez rajouter une larme de miel ou de sirop d'agave.

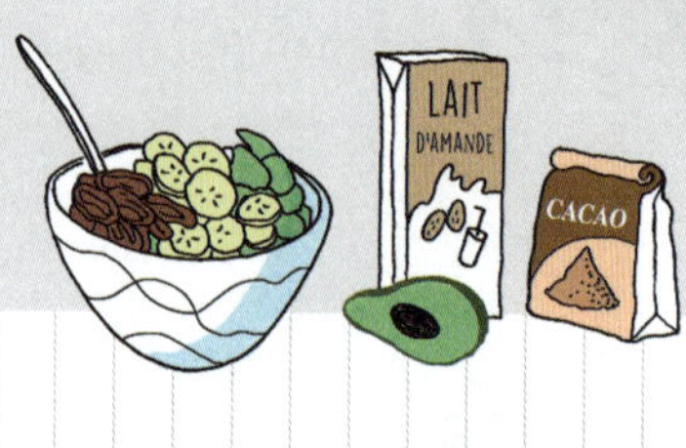

Super jus (qui remplace mon café et mon goûter)

Le café, c'est bon au goût (pour ceux qui aiment), mais pas pour la santé ! C'est excitant et acidifiant pour le corps… Pas yogi du tout ! Et si vous remplaciez votre petit café du matin (et celui du midi et de l'après-midi) par un jus vert bourré de vitamines et délicieux ? Attention, si vous êtes une accro au café, la transition devra se faire progressivement afin de vous éviter les symptômes de manque (migraines, nausées, grosse fatigue…) !

Ingrédients

- 20 cl d'eau de coco (ou d'eau minérale si vous n'en avez pas sous la main)
- 1 poignée d'épinards frais
- 1 pomme granny bio, à défaut épluchée
- Le jus d'½ citron
- 1 branche de céleri
- 2 kiwis ou ¼ d'ananas

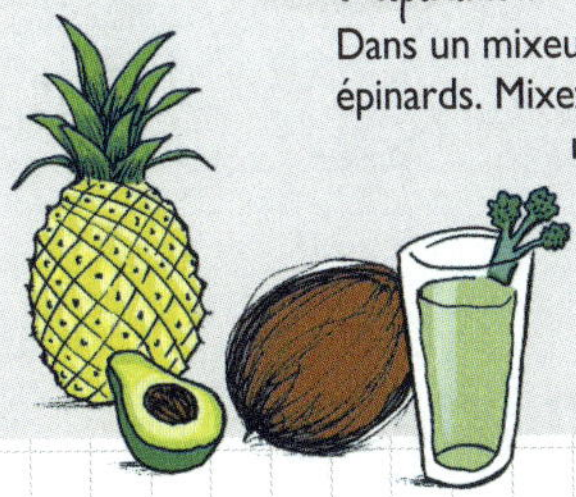

Préparation

Dans un mixeur ou un blender, versez l'eau de coco et les épinards. Mixez, puis ajoutez les autres ingrédients avant de mixer à nouveau jusqu'à obtenir une texture homogène. Versez dans un grand verre et dégustez !

Le bol du Bouddha

Quoi de mieux pour une yogini que de manger… comme un Bouddha ? Le bol du Bouddha représente un repas complet et équilibré, riche en fibres, en vitamines et en protéines. Attention, pour composer un vrai Buddha bowl, il faut respecter quelques règles : un Buddha bowl est entièrement composé d'aliments végétaux. Il est servi dans un grand bol, voire un saladier.

Le Buddha bowl fait référence au bol unique des moines bouddhistes, que les fidèles remplissent de toute sorte de nourriture. Les moines mangent ensuite les offrandes sans les trier…

Ingrédients

- ⅓ de crudités (carottes, radis, tomates, concombre, avocat…)
- ⅓ de feuilles vertes (salade verte, épinards, mâche, chou kale…)
- ⅓ de protéines végétales (légumineuses type pois chiches, lentilles, pois cassés ou tofu, seitan, tempeh…).

Préparation

Mélangez le tout. Vous pouvez ajouter les plantes aromatiques (coriandre, menthe, ciboulette, persil, basilic…) de votre choix et assaisonner d'un filet d'huile d'olive, de lin, de colza, du jus d'1 citron, de sauce soja… Laissez libre cours à votre imagination, vous avez une multitude de possibilités de bien manger !

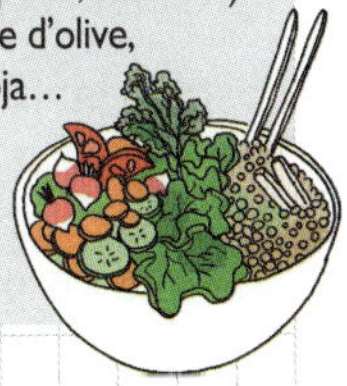

Mon dahl végétarien

En Inde, le mot *dahl* désigne un plat contenant des légumineuses. Il est souvent à base de lentilles corail, de lait de coco et de curry. Miam ! Un plat réconfortant et complet plein de protéines et de fibres. Parfait pour un dîner accompagné de riz blanc !

Ingrédients

- 150 g de lentilles corail
- 1 oignon
- 1 tomate bien mûre
- 1 c. à c. de curry
- 1 c. à c. de garam masala
- 1 morceau de gingembre frais râpé
- ½ c. à c. d'ail en poudre
- 20 cl de lait de coco
- ½ citron
- 1 cube de bouillon de légumes et herbes
- 1 filet d'huile de coco
- De la coriandre fraîche
- Sel, poivre

Préparation

Émincez l'oignon et la tomate. Dans une sauteuse, faites revenir les épices, le gingembre, l'ail, l'oignon et la tomate dans le filet d'huile de coco, puis ajoutez les lentilles, ainsi que 2 fois leur volume en eau et le cube de bouillon. Couvrez et laissez cuire 20 à 25 min. Ensuite, versez le lait de coco et laissez cuire 10 min de plus. Salez, poivrez. Servez chaud, accompagné de coriandre fraîche et de rondelles de citron.

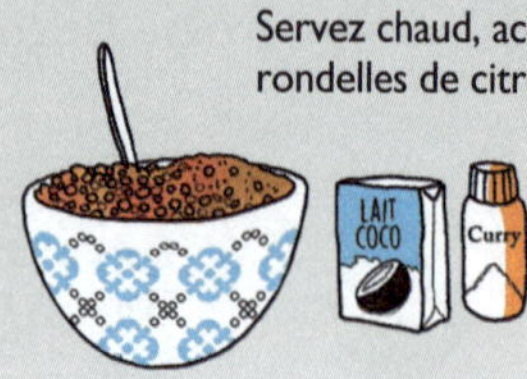

Je pratique selon mon humeur !

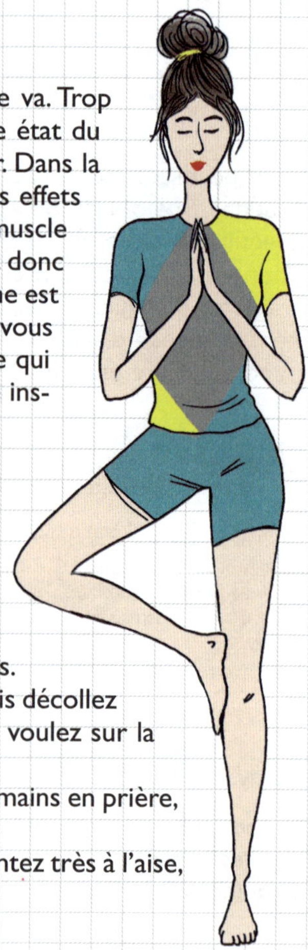

Vous avez beau être une super yogini, il y a des jours où rien ne va. Trop fatiguée, stressée, irritable… Alors, adaptez votre pratique à votre état du moment en trouvant LA posture qui vous convient au jour le jour. Dans la mouvance du « yoga thérapie », chaque posture de yoga aurait des effets bénéfiques spécifiques, selon son action sur tel ou tel organe ou muscle du corps ou la façon dont elle permet à l'énergie de circuler. Il suffit donc de trouver la bonne pour retrouver la forme ! Mais chaque personne est différente et, au fil de votre pratique, vous saurez quelle posture vous convient le mieux selon l'état dans lequel vous vous trouvez : celle qui vous apaise, celle qui vous donne de l'énergie, celle qui vous calme instantanément… Mais pour le savoir, une seule solution : pratiquer !

Je n'arrive pas à me concentrer : je fais l'arbre

Posture emblématique du yoga, « l'arbre » est une posture d'équilibre. Et pour réussir à tenir en équilibre, il faut être concentrée, sinon, ça ne marche pas !

Debout, les pieds joints, le dos bien droit, fixez un point devant vous.

Amenez doucement le poids de votre corps sur la jambe gauche, puis décollez la jambe droite du sol en amenant la plante du pied droit où vous voulez sur la face interne de la jambe gauche.

Sur une inspiration, étirez les bras parallèles au sol, puis amenez les mains en prière, paumes de mains l'une contre l'autre, au niveau de la poitrine.

Restez concentrée sur le point que vous avez choisi. Si vous vous sentez très à l'aise, vous pouvez essayer de fermer les yeux. Puis changez de côté.

Je suis énervée : je me calme en chandelle

Attention, évitez la posture de la chandelle lorsque vous avez vos règles ou si vous souffrez d'hypertension.

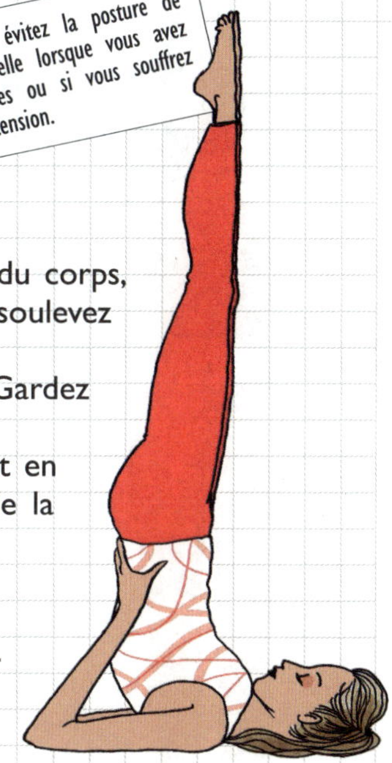

La posture de la chandelle est une posture d'inversion ; le fait d'avoir les pieds au-dessus de la tête permet de rééquilibrer le système nerveux et procure un apaisement immédiat.
Allongée sur votre tapis de yoga, le dos droit, les bras le long du corps, paumes des mains vers le bas. Levez les jambes à la verticale, puis soulevez le bassin.
Amenez les mains sous les lombaires pour bien supporter le dos. Gardez la tête droite.
Tenez au moins sur 5 respirations, puis redescendez doucement en gardant les mains dans le dos pour le soutenir tout au long de la descente.

Contre-posture recommandée : le poisson

La posture de la chandelle étant très intense, il est conseillé d'effectuer la posture du poisson juste après.
Allongée sur le dos, jambes tendues et jointes. Amenez les mains sous les fesses, paumes de mains vers le sol. Sur une inspiration, gonflez la poitrine et la cage thoracique, et soulevez la tête et le tronc. Rapprochez les coudes et les omoplates dans le dos et relâchez le sommet de la tête vers le sol. Tenez ainsi sur 3 profondes respirations, puis sortez de la posture.

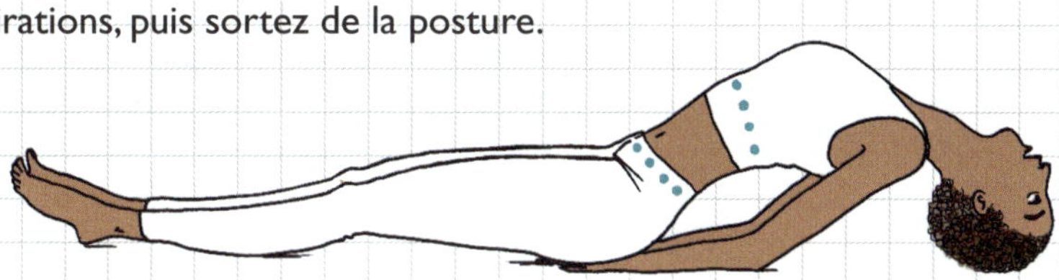

Je suis angoissée : j'ouvre mon coeur avec le chien la tête en haut

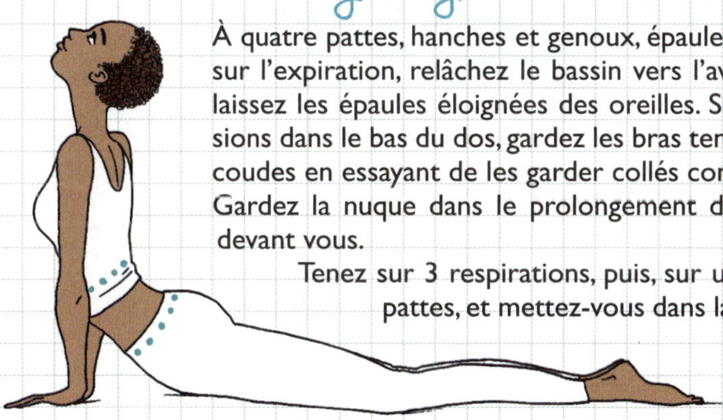

À quatre pattes, hanches et genoux, épaules et chevilles alignés. Inspirez et, sur l'expiration, relâchez le bassin vers l'avant. Ouvrez bien la poitrine et laissez les épaules éloignées des oreilles. Si vous ne ressentez pas de tensions dans le bas du dos, gardez les bras tendus, sinon, vous pouvez plier les coudes en essayant de les garder collés contre le buste.
Gardez la nuque dans le prolongement de la colonne et regardez droit devant vous.
Tenez sur 3 respirations, puis, sur une expiration, revenez à quatre pattes, et mettez-vous dans la posture de l'enfant (voir p. 19).

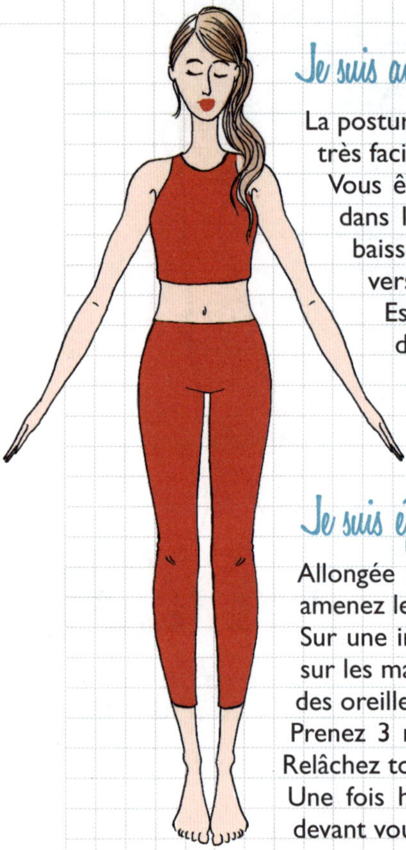

Je suis anxieuse : je m'ancre telle une montagne

La posture de la montagne (que nous avons déjà vue p. 15) peut paraître très facile, mais ne vous y fiez pas !

Vous êtes debout, les pieds joints, les plantes de pieds bien ancrées dans le sol. Rentrez le ventre, contractez légèrement les fesses et baissez le sacrum pour décambrer le bas du dos. Roulez les épaules vers l'arrière et sortez la poitrine. Fermez les yeux.

Essayez de trouver l'immobilité dans la posture, en amenant autant de poids sur votre jambe droite que sur votre jambe gauche et autant de poids vers l'avant que vers l'arrière.

Restez concentrée sur votre souffle. Tenez une dizaine de respirations, puis rouvrez les yeux.

Je suis épuisée : je retrouve de l'énergie en sauterelle

Allongée sur le ventre sur votre tapis de yoga, rapprochez les jambes, amenez les bras le long du corps, les mains et le front au sol.

Sur une inspiration, décollez les jambes et le buste du sol. Prenez appui sur les mains pour bien ouvrir la poitrine et gardez les épaules éloignées des oreilles.

Prenez 3 respirations, puis redescendez doucement sur une expiration. Relâchez tout le corps sur le sol, puis recommencez une nouvelle fois.

Une fois habituée, vous pouvez pratiquer la sauterelle les bras tendus devant vous, paumes de mains l'une vers l'autre.

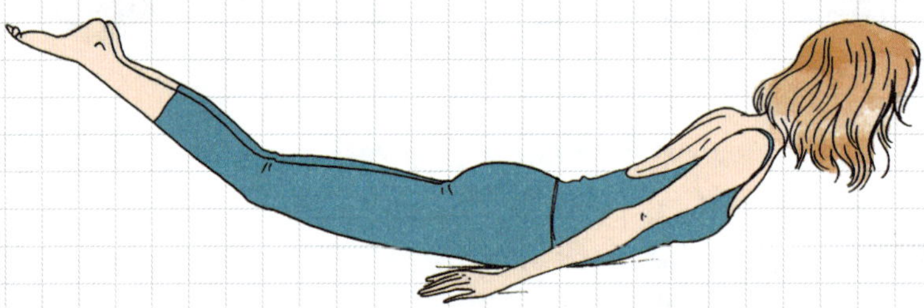

Chapitre 3

Je découvre les techniques de yoga-méditation

Maintenant que votre corps est détendu et prêt à méditer, occupons-nous de votre mental ! Par nature, l'esprit est instable, c'est ce flot incessant de pensées qui empêche de trouver la paix intérieure. Mais comment l'arrêter ? Les différentes techniques de méditation vous aident à focaliser vos pensées sur un seul objet afin d'éviter la dispersion.
Au début, l'exercice est difficile et vous devrez faire un peu d'efforts pour y arriver, mais au fur et à mesure de la pratique, vous réussirez à calmer vos pensées plus rapidement et plus longtemps. Exercices de méditation, de relaxation ou de concentration, trouvez celui ou ceux qui vous conviennent le mieux et essayez d'être régulière, les résultats sur votre état d'esprit se feront très vite sentir.

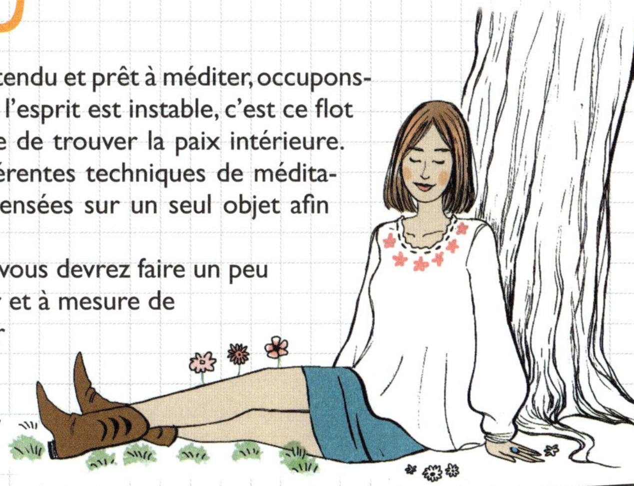

Je médite partout
La méditation sur le souffle est non seulement facile, mais aussi pratique ! Vous pouvez la faire partout ! Dans le métro, au bureau… Il vous suffit de fermer les yeux et de respirer ! Si vous ressentez l'angoisse ou le stress monter, si vous vous sentez dispersée au boulot, prenez un instant pour vous, enfermez-vous dans les toilettes s'il le faut et prenez même juste 5 minutes pour méditer sur votre respiration, vous verrez, c'est magique !

Je débute tout doucement

Je médite sur ma respiration

La première étape de la méditation consiste à tenter de limiter les distractions, notamment l'afflux continu des pensées. Pour cela, méditer sur son souffle est la méthode la plus facile et la plus naturelle pour une débutante.

Comment faire ?

Assise le dos droit, sur un coussin, un zafu ou même une chaise, les yeux fermés ou mi-clos. Respirez naturellement et prenez conscience de votre souffle. Prenez conscience des effets de votre souffle sur votre corps : le ventre qui se gonfle lorsque vous inspirez, et se relâche doucement lorsque vous expirez. Gardez cette conscience du souffle. Le ventre qui se gonfle, se relâche… Il se peut que votre esprit s'en écarte lorsque vous vous rappellerez que vous devez acheter du lait, rappeler votre mère, finir ce dossier si important… C'est normal, acceptez-le ; simplement, lorsque vous prenez conscience du fait que votre esprit s'est détaché de votre souffle, revenez-y. Revenez toujours au souffle.

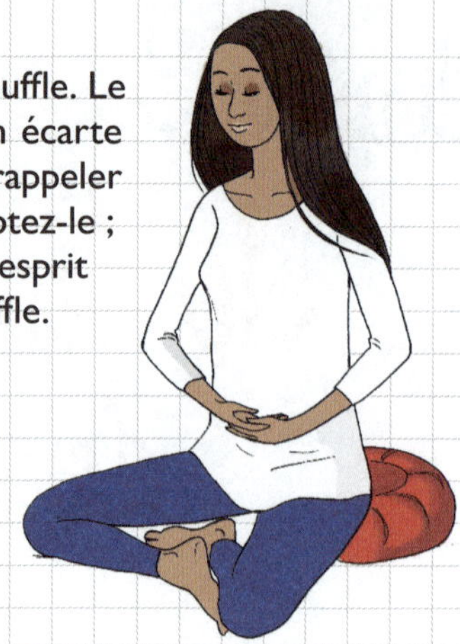

Combien de temps ?

Vous pouvez commencer par faire cet exercice une dizaine de minutes, mettez votre réveil si nécessaire. Puis augmentez le temps jusqu'à 20 minutes.

Je médite sur les bruits environnants

Sauf si vous habitez dans une maison isolée au fin fond de la campagne, vous êtes probablement gênée par un environnement bruyant. Au bureau, il y a les discussions des collègues, les visiteurs, l'imprimante, les voitures à l'extérieur… Dans la rue, ce sont les passants, les voitures, motos et bus. Et dans le métro, n'en parlons pas… Bref, on est loin de l'image du yogi assis tranquillement au pied de son arbre. Mais au lieu de vous lamenter et de vous stresser, vous allez faire avec les moyens du bord et utiliser ces bruits comme objets de concentration. Si, si, c'est possible !

Comment faire ?

Préparez-vous, le dos droit, assise confortablement. Fermez les yeux et prenez conscience des bruits lointains. Les bruits de la rue, des voitures, des passants… Sans jamais vous focaliser sur un seul, prenez conscience de tous les bruits en même temps. Puis, sans perdre les bruits lointains, prenez aussi conscience des bruits plus proches, ceux de l'immeuble dans lequel vous êtes : les voisins, les canalisations, le craquement du sol… Concentrez-vous sur tous les bruits en même temps, même si certains vont être plus forts, plus longs que d'autres, ne vous focalisez pas sur un seul. Enfin, prenez aussi conscience des bruits de la pièce dans laquelle vous vous trouvez, le bruit des gens autour de vous, des appareils électriques, les bruits de votre corps, votre respiration, votre cœur, vos intestins… Dès que votre esprit s'égare, revenez aux bruits, tous les bruits en même temps, du plus lointain au plus proche…

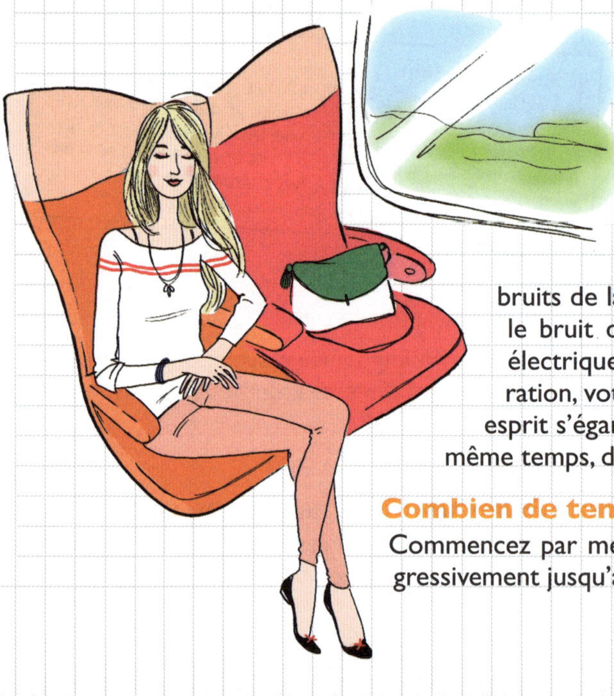

Combien de temps ?

Commencez par méditer 10 minutes, puis augmentez progressivement jusqu'à 20 ou 30 minutes.

Le yoga du sommeil, entre la méditation et la relaxation profonde

Le yoga du sommeil (ou *yoga nidra*) est particulièrement recommandé à celles qui ont des petits problèmes pour s'endormir ou qui souffrent d'insomnie, mais pas seulement ! La pratique du yoga nidra est aussi merveilleuse pour apaiser le stress et aider à gérer les émotions. Et pour ne rien gâcher, le yoga nidra se pratique… allongée ! Parfait pour les flemmardes !
Selon Swami Satyananda, qui a développé le yoga nidra en Occident : « L'essentiel dans le yoga nidra (et dans le yoga en général) est d'accroître la prise de conscience et la perception de l'être profond. » Tout un programme !
Guidée par un professeur, vous devez suivre ses indications tout en restant allongée et immobile… et bien sûr, il est IN-TER-DIT de vous endormir !

Ma bonne résolution pour commencer…

Lorsque vous êtes bien installée, allongée sur le dos en posture du cadavre (*savasana*), les yeux fermés, votre professeur commence par vous demander de formuler mentalement une pensée de lumière (ou *sankalpa*). C'est une pensée positive, une résolution, un désir profond que vous souhaitez voir se réaliser. En formulant votre « souhait », vous semez une petite graine dans votre esprit qui va germer, puis grandir afin que votre volonté devienne réalité.
Formulez votre pensée de façon claire, précise et positive, et au présent. Vous pouvez aussi visualiser une image.
Par exemple, dites-vous : « Je suis bien dans ma peau », « Je suis forte et décidée », « Je suis libre de toute dépendance », « Je suis heureuse et apaisée »…

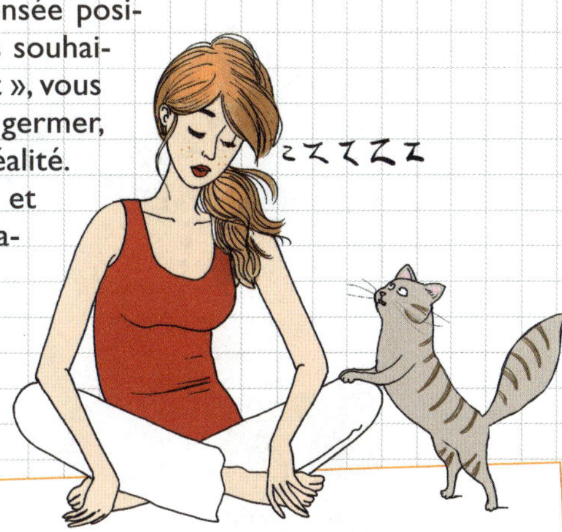

Notez vos pensées positives

....

....

....

....

Notez vos bonnes résolutions

....

....

....

....

....

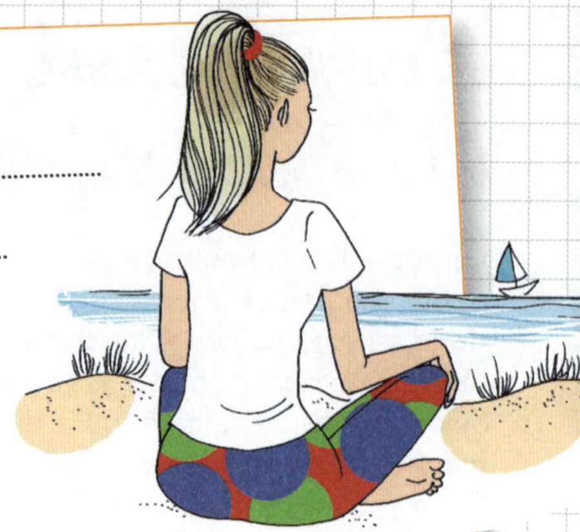

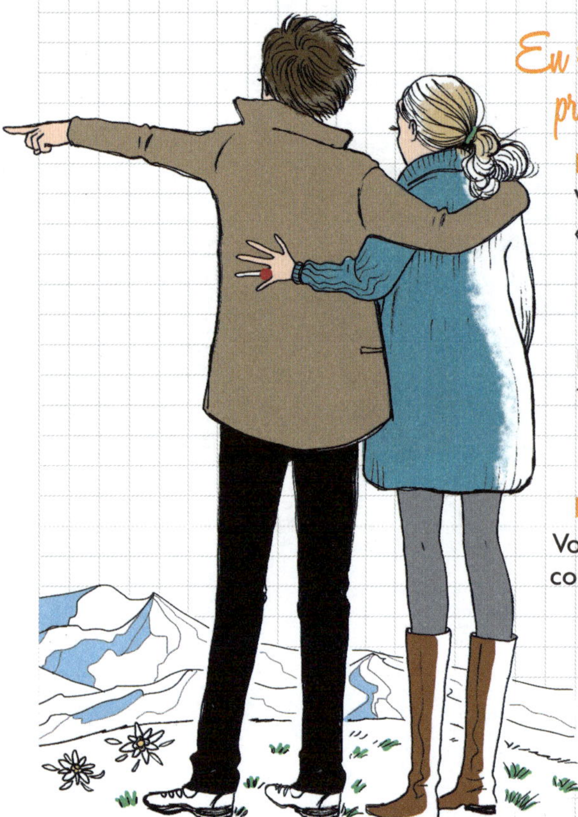

En route vers 3 états de relaxation profonde !

Ma relaxation physique

Vous serez guidée dans un exercice appelé « rotation de la conscience », qui consiste à prendre rapidement conscience des différentes parties du corps les unes après les autres, de droite à gauche, de bas en haut, de l'avant à l'arrière du corps. Il est très important de suivre le rythme imposé par votre guide, qui vous amènera ensuite à une prise de conscience de votre souffle.

Ma relaxation émotionnelle

Vous êtes ensuite amenée vers la prise de conscience de vos sensations : les sensations du corps sur le sol, les sensations de douleur, de bien-être, de chaud, de froid…

Ma relaxation mentale

Enfin, vous devrez visualiser des images apaisantes, de façon rapide et rythmée, ou des histoires, afin d'aider à la relaxation de votre esprit.

Je médite en récitant des mantras

C'est quoi, un mantra ?

Le mantra est une formule, composée d'une ou plusieurs syllabes, qui doit être répétée plusieurs fois, sur un certain rythme. La récitation des mantras, fondée sur le pouvoir du son, l'énergie développée par la puissance de la vibration sonore, permet de recentrer le mental et de lutter contre la négativité. De façon plus générale, la répétition d'un mantra empêche le mental de vagabonder et apaise le flot des pensées automatiques, souvent négatives. Très en vogue, les mantras se sont laïcisés pour devenir des formulations positives motivantes, ils se déclinent à toutes les sauces et s'affichent, encadrés au-dessus du bureau ou du lit comme un leitmotiv au bonheur. Même les grandes marques s'y mettent, comme Adidas avec sa campagne de pub « Je suis une énergie positive ». On adhère et on s'y met aussi ! Lorsque vous aurez choisi votre ou vos mantras préférés, notez-les dans un cahier, affichez-les, encadrez-les, afin de pouvoir les lire et les répéter dès que vous le pouvez. Sur des Post-it collés sur le miroir de la salle de bains ou le réfrigérateur, encadrés dans votre salon, en fond d'écran sur votre smartphone… Entourez-vous de mantras punchy !

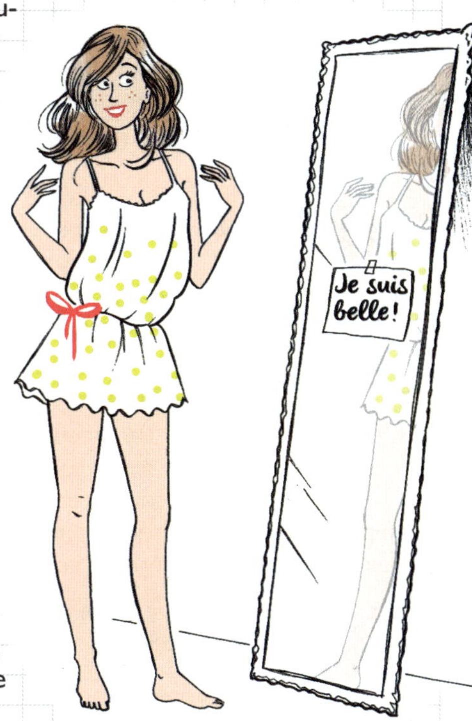

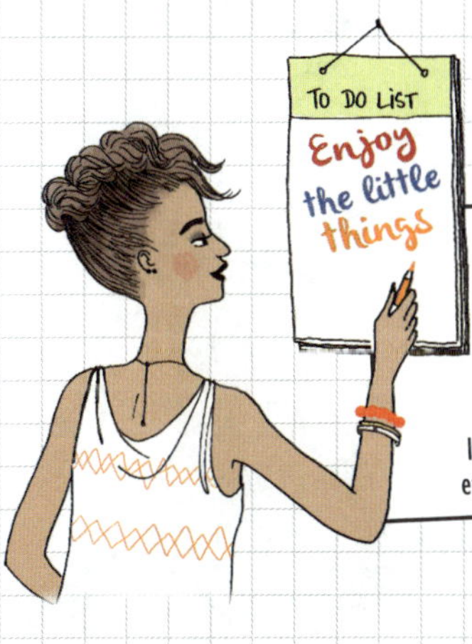

Je suis une artiste inspirée !
Pourquoi ne pas créer votre propre déco yogique ? Les tableaux-mantras sont très à la mode et se déclinent sous différentes tailles, formes et langues ! Achetez une toile blanche, un pinceau et une jolie peinture, et allez-y de votre plus belle écriture ! Vous pouvez n'écrire qu'un mot : « amour », « peace », « dreams », « liberté » ou encore « bonheur », ou une phrase courte mais signifiante : « Sois heureuse », « Enjoy the little things », « Vis simplement »… À vous de trouver la ou les phrases qui vous inspirent et qui pourront vous accompagner au quotidien et égayer votre intérieur.

La puissance du son « OM »

Le OM est en quelque sorte le roi des mantras. C'est une syllabe sacrée dans laquelle tous les mantras, tous les sons sont contenus. C'est le son originel, la vibration à l'origine de la création du monde. Pour méditer, il vous suffit de fermer les yeux, d'inspirer, puis d'entonner le son « OM » sur l'expiration. Vous devez sentir le son débuter dans le ventre, lorsque votre bouche est ouverte pour prononcer le « O », puis remonter progressivement jusqu'au nez, lorsque votre bouche se ferme sur le « M ».

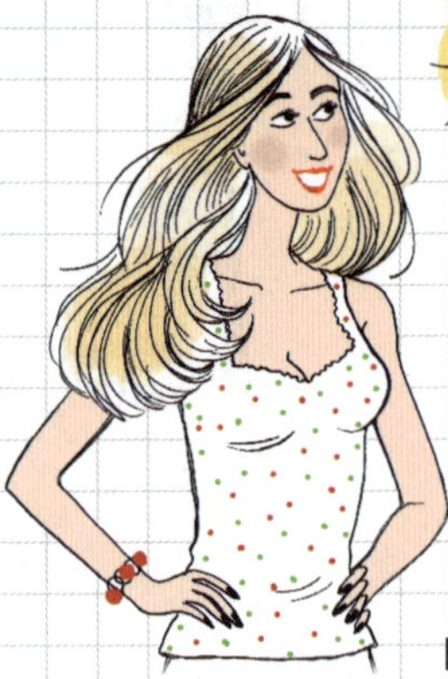

Je choisis mon mantra

Les traditions hindouiste et bouddhiste proposent différents mantras, souvent liés au nom d'une divinité spécifique. Mais vous pouvez créer votre propre mantra, une phrase laïque et simple qui vous fait du bien, vous parle et vous engage. Les règles du jeu ? Choisissez un mot clé qui vous inspire, par exemple « joie ». Et créez votre mantra à partir de ce mot. Votre phrase doit être courte, simple, personnelle et facile à retenir.

Par exemple, vous pouvez répéter « Je suis dans la joie », ou simplement le mot « joie » ou « joyeuse ». Un autre jour, vous pouvez choisir le mot « paix » comme mot-clé et réciter : « Je suis en paix avec moi-même », ou simplement « paix, paix, paix… », puis le mot « calme », et psalmodier : « Je suis calme et sereine. » À vous de trouver vos propres mots-clés et phrases inspirantes et positives.

Prenez le temps de choisir votre ou vos mantras que vous pourrez noter ci-dessous ou dans un petit cahier spécialement prévu à cet effet.

Je note mes mantras préférés

....

....

....

....

....

....

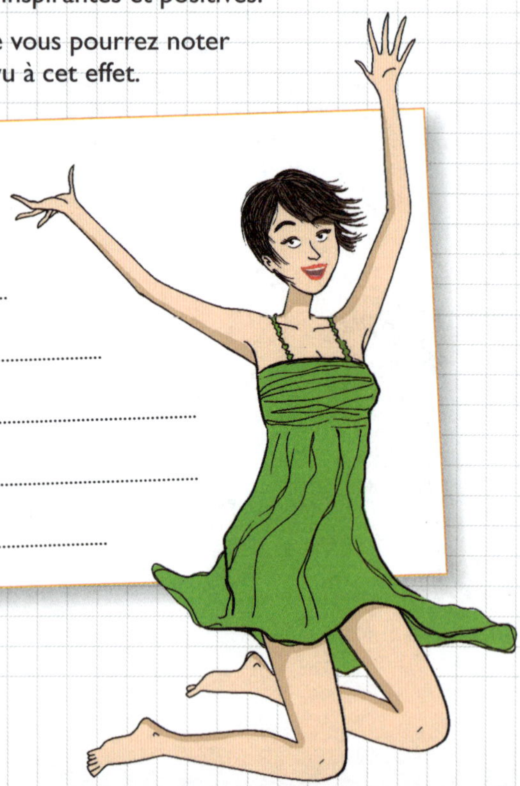

Comment faire ?

Installez-vous confortablement en posture de méditation et fermez les yeux.
Choisissez votre mantra, efforcez-vous de le prononcer facilement. Répétez-le selon le rythme que vous aurez choisi, sans laisser de blanc. Le mieux est d'utiliser le rythme de votre respiration. Commencez par réciter votre mantra à voix haute, puis abaissez le son de votre voix au fur et à mesure de vos répétitions, jusqu'à le répéter mentalement.

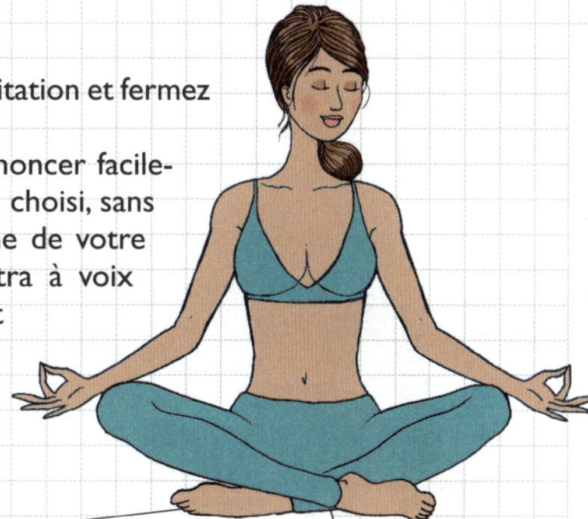

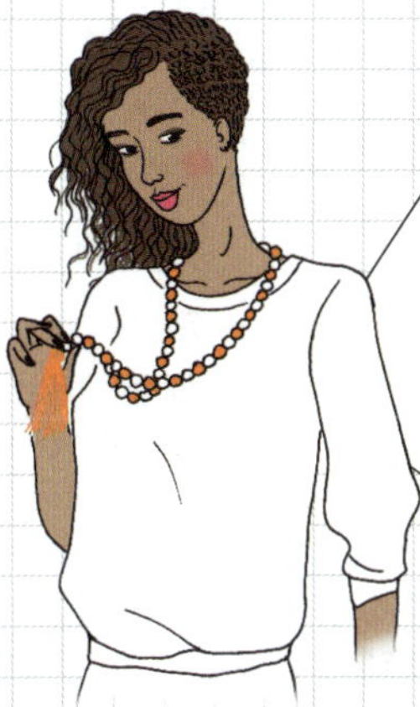

Un bijou pas comme les autres : le mala

Très à la mode, le mala se trouve maintenant partout et se porte comme un joli bijou. C'est pourtant à l'origine un accessoire d'aide à la méditation. Le mala ressemble à un chapelet, composé de grains ou de perles de bois. Dans la tradition bouddhiste, il est composé de 108 perles, dont une plus grosse que les autres appelée *meru*. Le pratiquant doit ainsi toucher une perle par récitation de mantra. Lorsqu'il arrive à la grosse perle, cela veut dire qu'il a répété son mantra 108 fois. Ne vous inquiétez pas, il existe des mala beaucoup plus petits, pour débuter…

Je médite en créant

Le coloriage, c'est pas que pour les enfants !

Et si on se mettait à… colorier ? Comme le jardinage ou la couture, le coloriage favorise la concentration et rompt le flot incessant des pensées… Regardez un enfant colorier, il est entièrement à ce qu'il fait et le monde peut s'écrouler autour de lui sans qu'il s'en préoccupe ! Une méditation dans l'action qui n'est pas réservée qu'aux plus petits !

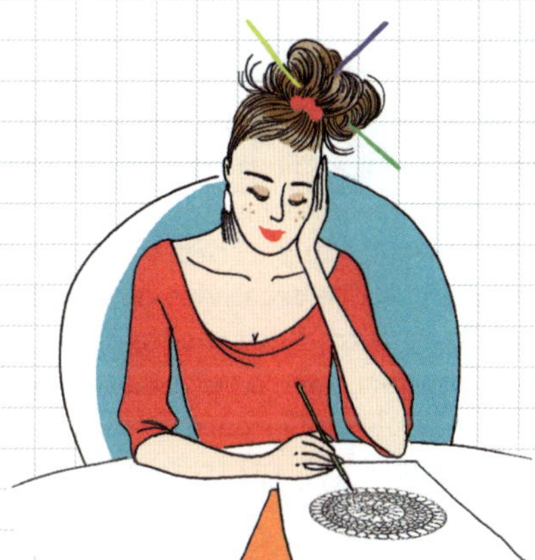

Inutile de piquer les coloriages « Dora l'exploratrice » de vos neveux et nièces, on trouve dans les rayons « art-thérapie » ou « développement personnel » des librairies de magnifiques cahiers de coloriages pour adultes. Inspirés des mandalas, ils sont relaxants et inspirants… Et quel plaisir de s'acheter une jolie boîte de crayons de couleur !

Un mandala, c'est quoi ?

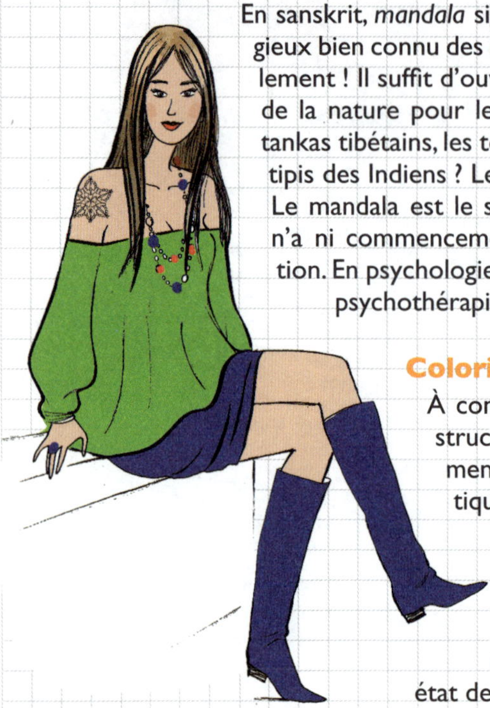

En sanskrit, *mandala* signifie « centre ». Le mandala est un symbole religieux bien connu des religions bouddhiste et hindouiste… mais pas seulement ! Il suffit d'ouvrir un livre d'art ou de s'intéresser aux éléments de la nature pour le retrouver. Quel est le point commun entre les tankas tibétains, les totems africains, les rosaces de nos cathédrales, les tipis des Indiens ? Leur forme cyclique, construite autour d'un centre. Le mandala est le symbole du monde et de son renouveau infini, il n'a ni commencement ni fin, c'est la structure de base de la création. En psychologie, Carl Gustav Jung l'utilisait comme support à une psychothérapie.

Colorier, mais pour quoi faire ?

À construire ou à colorier, le mandala est doté d'une structure précise : un centre, entouré de différents éléments : cercles, carrés et triangles. La pratique artistique du mandala permet de se recentrer, de revenir à soi, la figure du cercle ayant le pouvoir de capter l'attention et de retrouver… son centre !

Sorte de méditation dans l'action, le coloriage d'un mandala permet de s'apaiser instantanément, de calmer le souffle et de rentrer dans un état de méditation. Essayez, c'est totalement bluffant !

Comment faire ?

Il existe maintenant plusieurs ouvrages de coloriages de mandalas faciles à trouver en librairie. Si vous voulez aller un peu plus loin, pourquoi ne pas vous lancer dans la création d'un mandala ? Vous pouvez utiliser toutes sortes de matières premières et laisser libre cours à votre créativité du moment pour créer autour d'un centre. Dans la tradition tibétaine, la création d'un mandala est un rituel élaboré qui se termine avec la destruction de l'œuvre, afin de symboliser l'impermanence du monde et lutter contre l'attachement. Alors, prête à vous lancer ?

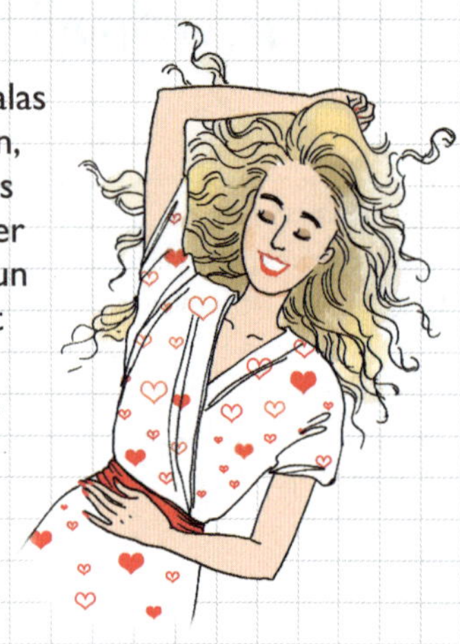

Comment créer un mandala méditatif ?

J'entre dans le flow !

Mais si, il y a une âme d'artiste en vous qui ne demande qu'à s'épanouir ! Alors, lâchez-vous et laissez-la s'exprimer. Prenez enfin un moment pour vous laisser aller à ce que vous faites, laissez-vous absorber, entrez dans le flow !

C'est quoi, le flow ? Le flow, c'est l'expérience optimale. L'état dans lequel vous êtes quand vous êtes complètement à ce que vous faites, vous êtes engagée, comme hypnotisée par votre activité.
Selon Mihály Csíkszentmihályi, qui a développé le concept du flow, c'est l'engagement dans une tâche précise, exigeant une grande concentration, ne laissant place ni aux distractions, ni aux préoccupations de soi et s'accompagnant d'une perception altérée du temps…
Ça ne vous rappelle rien ? Eh oui, le flow, c'est en quelque sorte un état de méditation dans l'action. Alors, laissez-vous absorber par votre mandala, laissez libre cours à votre créativité ! Vous pouvez utiliser toutes sortes de supports et de matériels. Rien ne vous oblige à élaborer votre mandala sur du papier, vous pouvez le construire avec tout ce que vous trouverez : sur la plage avec des coquillages, sur un espace dédié dans votre salon avec des allumettes, ou divers petits objets qui vous inspirent… Entrez dans le flow, créez et méditez !

C'est à vous ! Coloriez votre mandala !

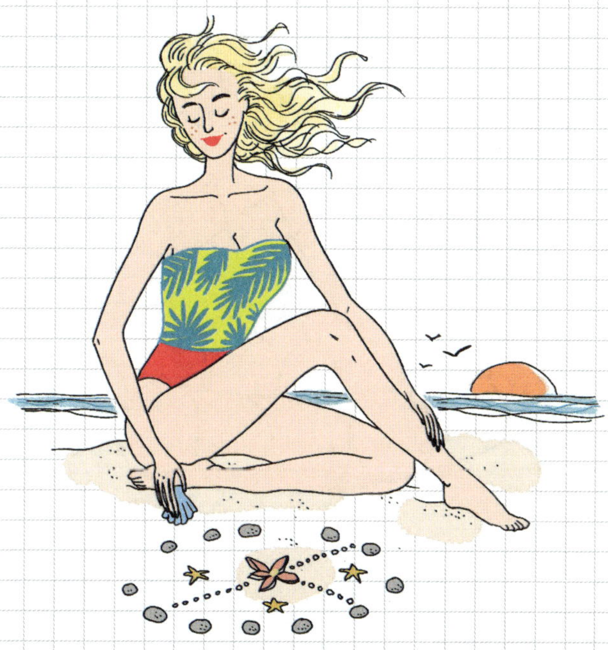

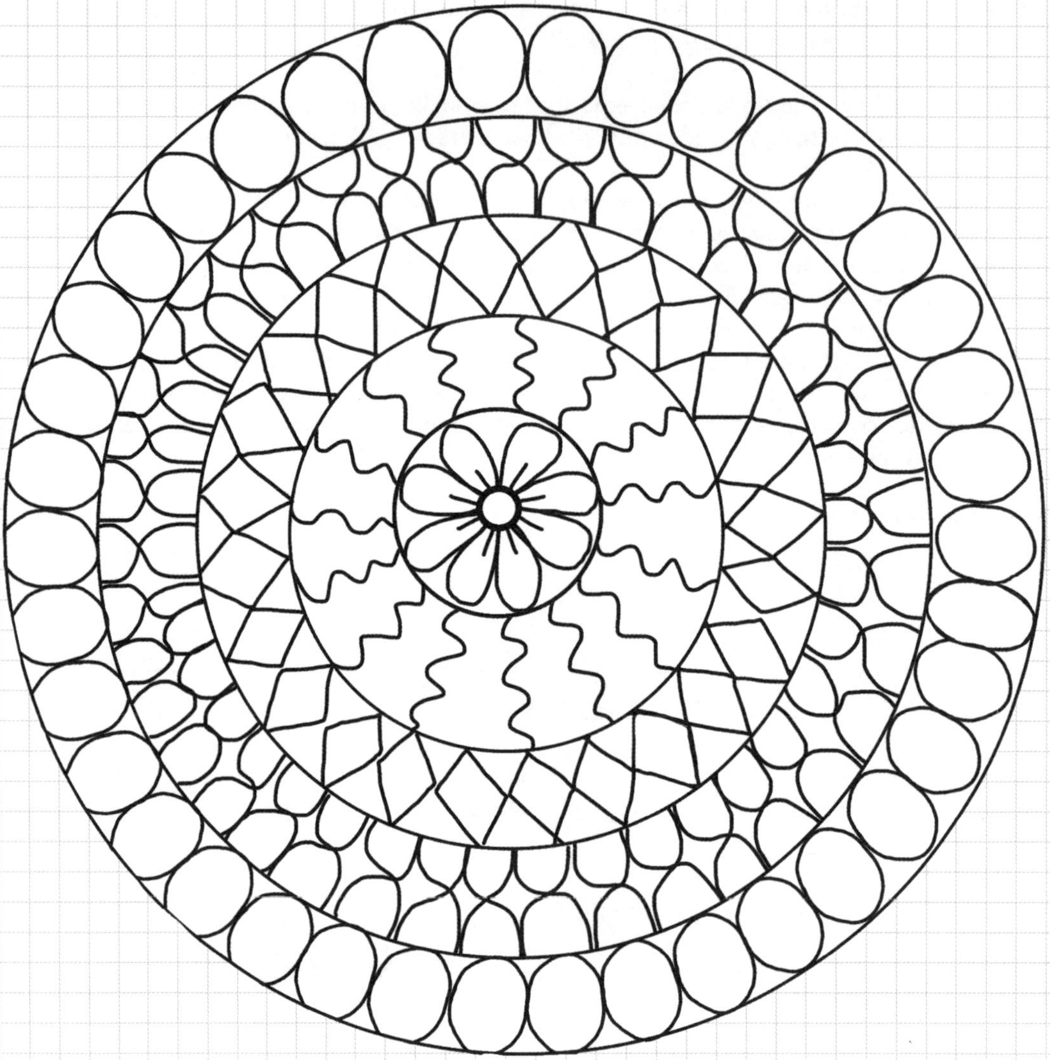

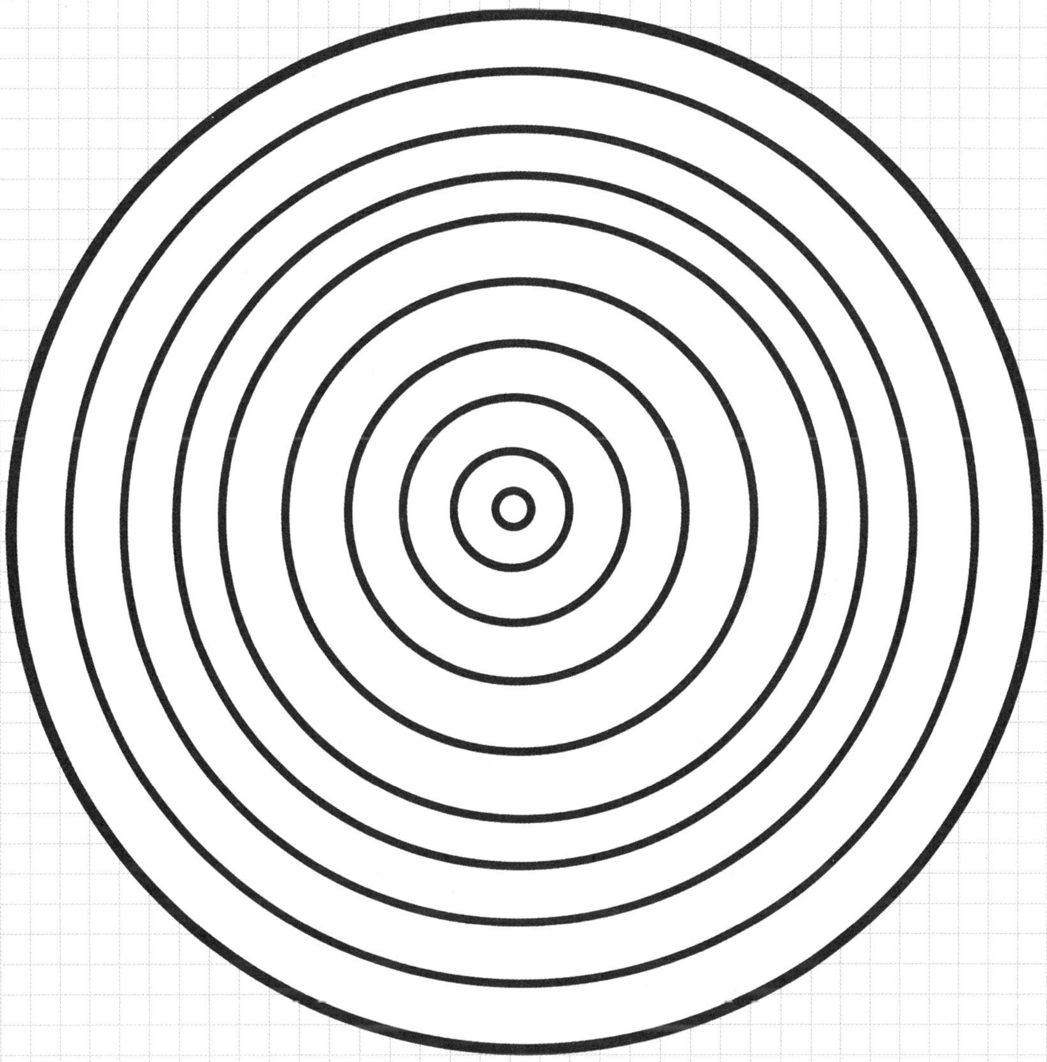

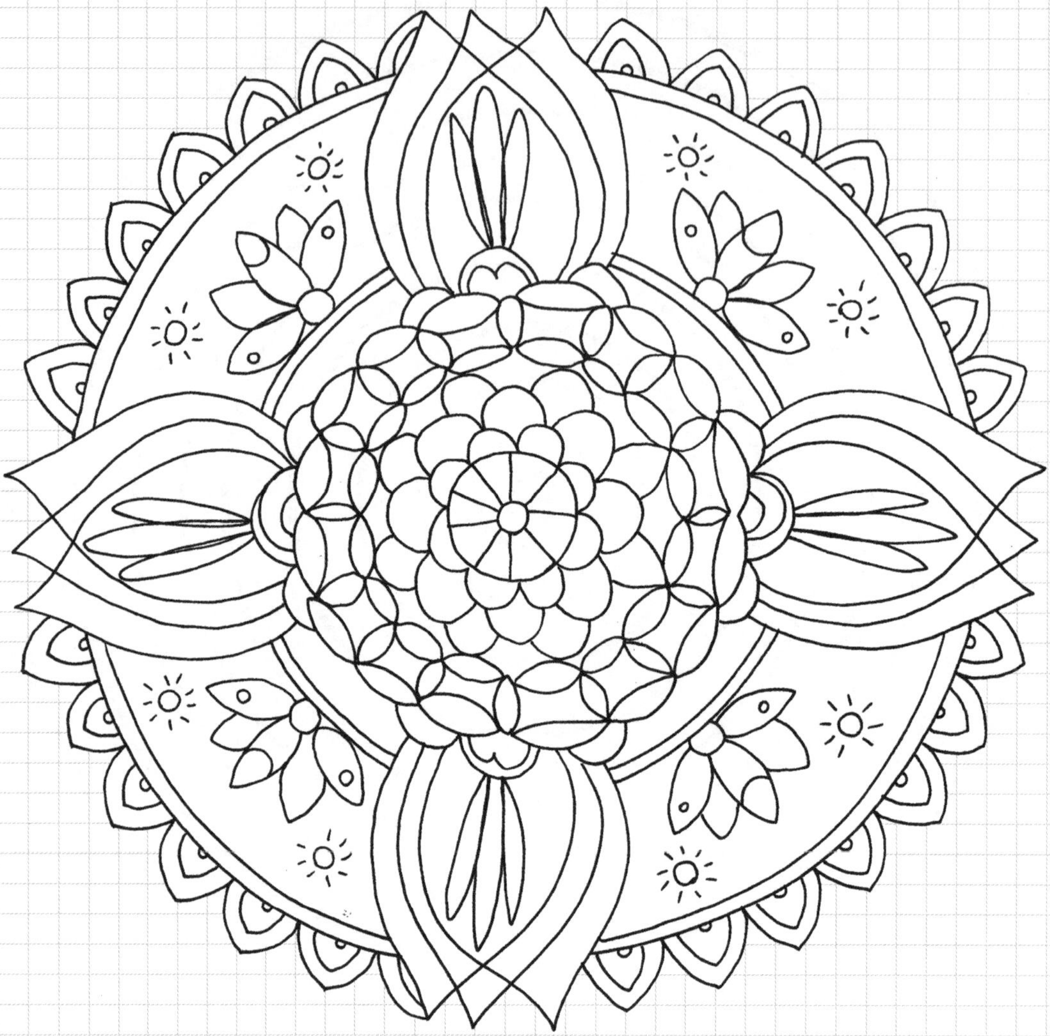

Je développe ma concentration sur un objet

Vous avez du mal à vous concentrer ? C'est normal, lorsqu'on a le sentiment d'avoir « la tête pleine », les pensées s'entrechoquent, et impossible de garder son attention plus de 2 minutes. Mais pour bien méditer, il faut d'abord réussir à se concentrer, à clarifier son esprit.

Rassurez-vous, nous avons toutes la capacité de nous concentrer, encore faut-il trouver un « objet de concentration ». Lorsque vous jardinez, lisez un livre, regardez un film ou un documentaire passionnant, vous êtes tout à cette activité et plus rien n'existe autour, vous êtes concentrée ! Lorsque, à l'inverse, vous êtes surbookée et essayez de faire plusieurs choses à la fois, votre esprit s'embrouille, se disperse, et là, plus rien ne fonctionne, vous vous sentez « bonne à rien » !

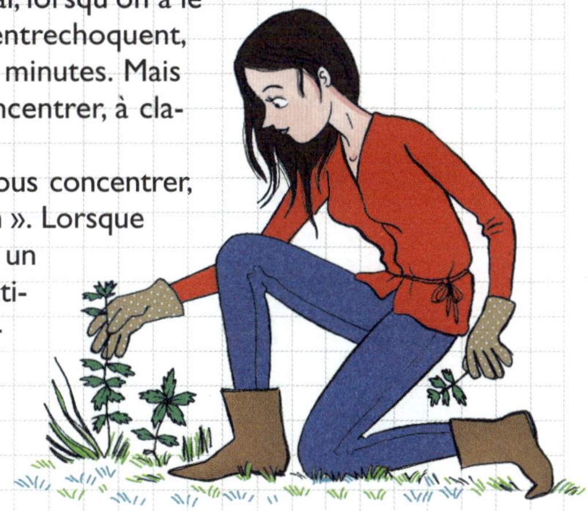

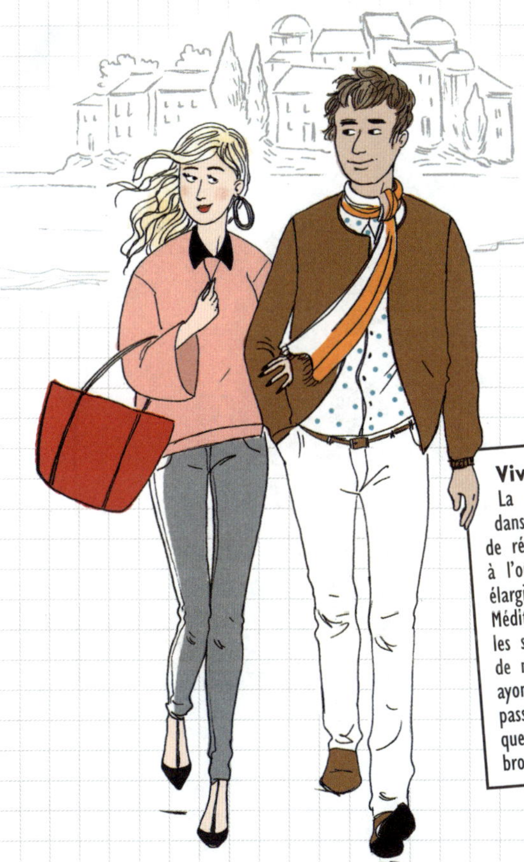

Comment faire ?

Pour débuter, essayez de vous entraîner à ne faire qu'une seule chose à la fois, à être tout à ce que vous faites.

Par exemple, lorsque vous mangez, concentrez-vous sur ce qu'il se passe, ce que vous ressentez, les goûts et textures des aliments, les effets sur votre corps, sans vous laisser polluer par ce que vous avez fait avant ou ce que vous devez faire après.

Vive la pleine conscience !

La méditation de pleine conscience, ou *mindfulness*, a été développée dans les années 1980 par le médecin Jon Kabat-Zinn, dans le but initial de réduire le stress dû à la maladie et aux traitements lourds. Développés à l'origine dans les hôpitaux, ces programmes de réduction du stress ont élargi leur plan d'action pour venir en aide à toutes les personnes stressées. Méditer en pleine conscience consiste à se focaliser sur l'instant présent, sur les sensations, les pensées, les émotions. Dans la vie quotidienne, la plupart de nos actions sont effectuées de façon machinale sans même que nous en ayons conscience. Prenez le temps, dans la journée, d'observer ce qu'il se passe en vous, ce que vous êtes en train de faire, les sensations et émotions que cela vous procure. Essayez, par exemple, de vous promener ou de vous brosser les dents en pleine conscience.

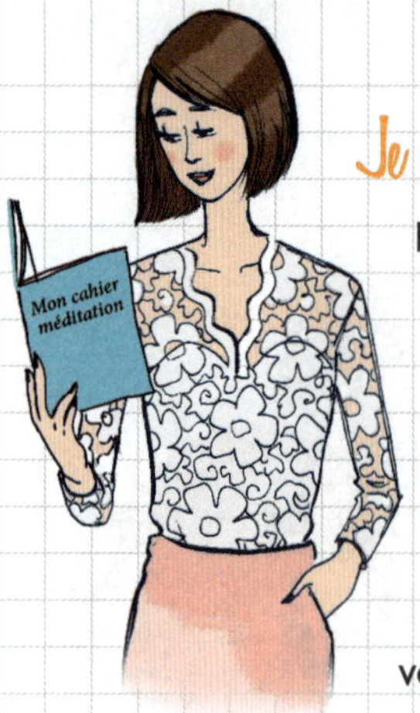

Je me concentre sur un livre

Et si vous commenciez par vous entraîner à vous concentrer sur une activité simple et facile du quotidien ?

Comment faire ?

Choisissez un livre et lisez deux ou trois pages avec attention, sans laisser votre esprit se disperser ou votre œil se décoller des pages. Puis fermez les yeux et essayez de faire mentalement un résumé de ce que vous venez de lire. Vous verrez à quel point cet exercice est difficile au début, mais plus votre lecture sera concentrée, mieux vous y arriverez.

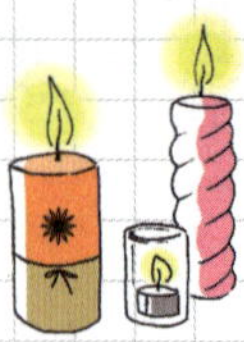

Je me concentre sur la flamme d'une bougie

Cette pratique (*tratak*) est absolument magique ! Très impressionnante au début, elle permet de développer la concentration de façon très puissante. C'est aussi un exercice de nettoyage des yeux, car il provoque un larmoiement.

Comment faire ?

Asseyez-vous en posture de méditation, le dos toujours bien droit. Placez devant vous, à hauteur de votre regard, une bougie, éloignée d'une longueur de bras.

Éteignez les lumières et fermez les rideaux, la pièce dans laquelle vous êtes doit être sombre et sans courants d'air pour ne pas faire vaciller la flamme.

Ouvrez grand vos yeux et fixez la flamme en essayant de ne pas cligner pendant 1 minute pour commencer.

Si vos yeux pleurent, c'est normal, laissez faire. C'est difficile au début, mais avec de la pratique, ça le sera de moins en moins.

Puis fermez les yeux et observez ce qu'il se passe. Ne les rouvrez pas tant que l'image de la flamme est toujours présente derrière vos paupières.

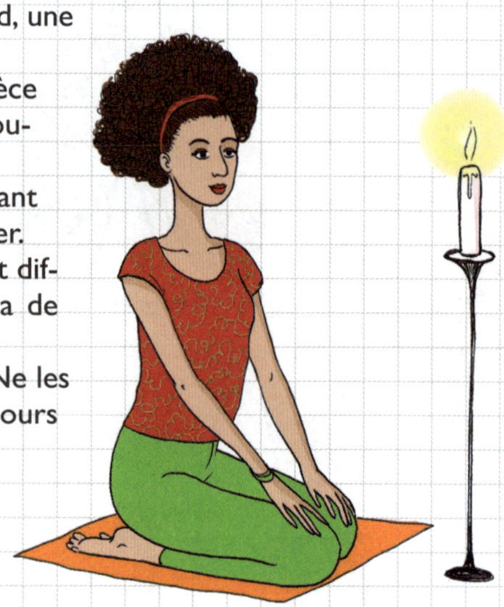

Combien de temps ?

Avec la pratique, vous pourrez augmenter la durée de l'exercice à 3, puis 5, puis 10 minutes.

Je me concentre sur un élément de la nature

Pas besoin d'accessoires ou de mise en place pour cet exercice de concentration que vous pourrez pratiquer partout !

Comment faire ?

Assise le dos droit en posture de méditation ou sur une chaise, fermez les yeux.
Visualisez des éléments de la nature : des fleurs, des fruits, des arbres…
Puis, progressivement, amenez votre attention sur un seul de ces éléments, une seule fleur parmi les autres.
Visualisez-la dans les détails, sa forme, sa ou ses couleurs, sa texture, imaginez même son parfum…

Combien de temps ?

Déclinez à l'infini les qualités de cette fleur en maintenant votre attention dessus aussi longtemps que possible.

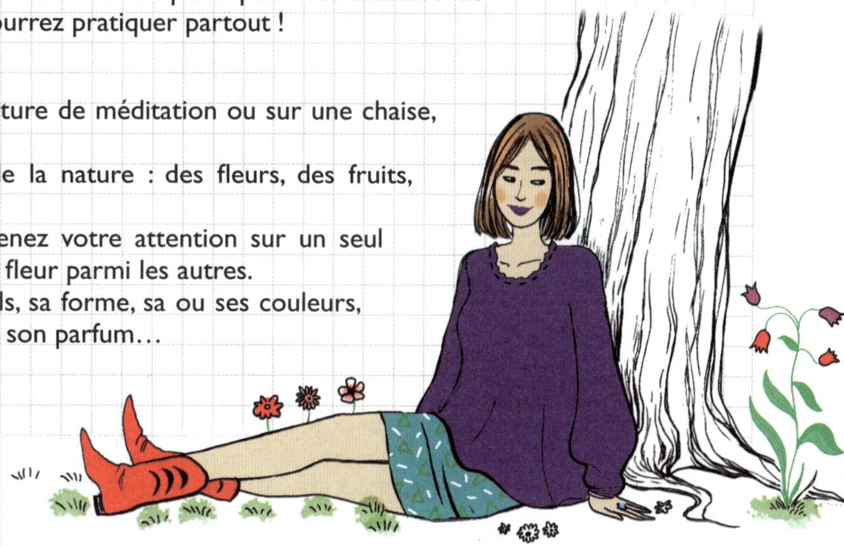

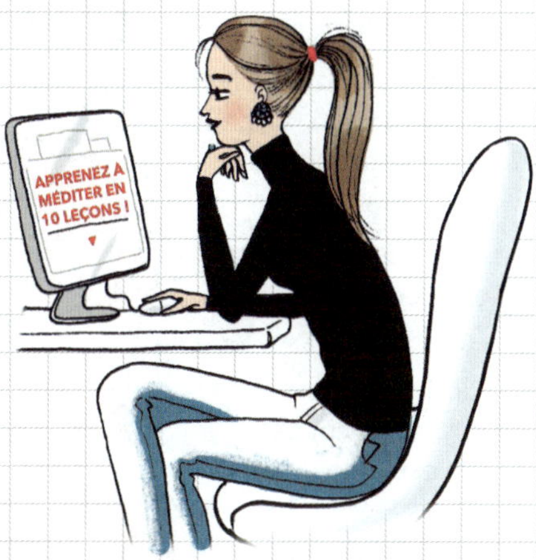

Restez motivée !

Les exercices de concentration peuvent paraître difficiles au début, mais n'y renoncez pas. Cela vous permettra d'être plus concentrée sur vos tâches quotidiennes, plus attentive à ce qu'il se passe autour de vous et plus à même de prendre des décisions… mais aussi de méditer mieux et plus facilement !

Je médite sur mes chakras

C'est quoi, les chakras ?

Dans le yoga, les chakras sont l'interface entre le corps physique et le corps subtil. Au nombre de sept, ces « roues d'énergie » sont les centres de réception d'une certaine sorte d'énergie, chaque chakra étant associé à une qualité particulière. Ils sont situés le long de la colonne vertébrale.

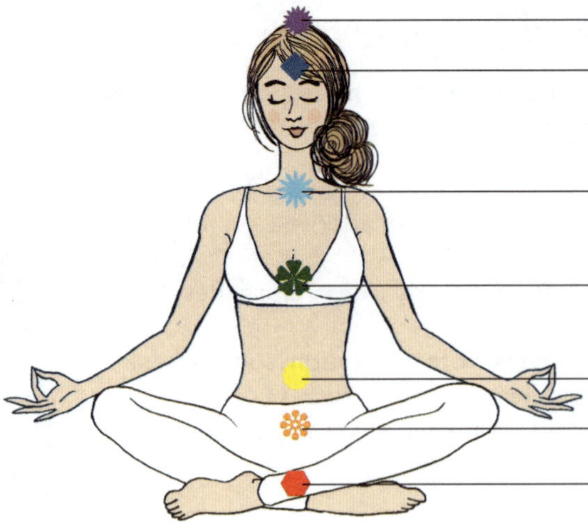

Le 1er chakra (*muladhara*) se situe à la base de la colonne vertébrale. C'est le chakra de la base. Méditer sur ce chakra aide à s'ancrer, se stabiliser, affronter les épreuves de la vie et développer la sagesse. Il est associé à la couleur rouge.

Le 2e chakra (*svadhisthana*) est le siège de la créativité. Il se situe dans la région du bas-ventre, entre le nombril et le pubis. Méditer sur ce centre permet de stimuler la créativité. Il est associé à la couleur orange.

Le 3e chakra (*manipura*) se trouve dans la région du plexus solaire. Méditer sur ce chakra permet de contrôler ses capacités d'adaptation, sa paix intérieure, le sentiment d'être « là où l'on doit être ». Il est associé à la couleur jaune.

Le 4e chakra (*anahata*) est le chakra du cœur. Il est le siège du sentiment d'amour et de compassion. Il est associé à la couleur verte.

Le 5e chakra (*vishuddha*), le chakra de la communication, se situe au niveau de la gorge. Méditer dessus permet d'accroître ses capacités de dialogue, de communication et d'estime de soi. Il est associé à la couleur bleu clair.

Le 6e chakra (*ajna*) représente le « 3e œil », il se situe entre les sourcils. C'est le siège de la sagesse, des capacités intellectuelles et de l'intuition. Méditer dessus permet d'améliorer ses capacités intuitives et de développer la tendance à pardonner. Il est associé à la couleur bleu indigo.

Enfin, le **7e chakra** (*sahasrara*) se trouve au sommet du crâne. Il est en relation avec l'infini. Méditer sur ce chakra permet d'atteindre l'éveil. Il est associé à la couleur violette.

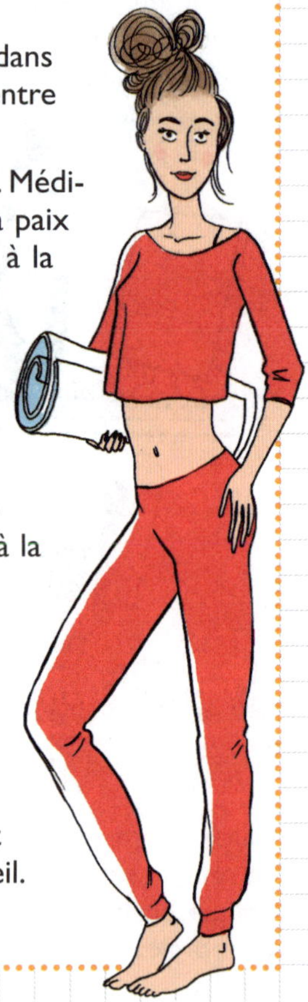

Je médite sur chaque centre énergétique

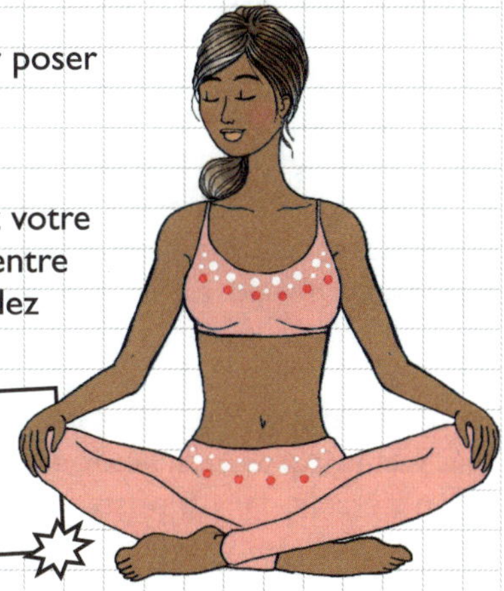

Vous pouvez choisir de vous concentrer sur un chakra pour poser votre mental.

Comment faire ?

Assise en posture de méditation, fermez les yeux et amenez votre attention sur le chakra que vous avez choisi. Visualisez ce centre d'énergie dans votre corps, sa forme ronde, sa couleur. Gardez une respiration calme et naturelle.

Attention, à la fin de votre méditation, vous devez prendre un moment pour « refermer » le ou les chakras sur lesquels vous avez médité afin de vérifier que vous n'êtes pas devenue trop vulnérable aux influences négatives. Visualisez votre chakra se refermer telle une fleur refermant ses pétales en fin de journée, puis reprenez vos activités.

Combien de temps ?

Commencez par méditer 5 minutes, puis augmentez à 10, puis 15 minutes.

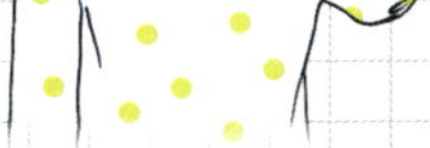

Les chakras restent un peu mystérieux pour vous ? C'est normal !

Portez une attention particulière à ce qu'il se passe dans votre corps lorsque vous méditez. Il est possible que vous ressentiez plus ou moins fortement une boule d'énergie à l'endroit où vous porterez votre attention. N'ayez pas peur, acceptez ce qu'il se passe dans l'instant.

Mais si vous ne ressentez rien de spécial, c'est normal aussi ! N'essayez pas de forcer les choses. Acceptez ce qui se présente dans le moment présent. Vos sensations vont s'affiner au fur et à mesure de votre pratique. Lorsque vous pratiquez sur les chakras, vous travaillez à « débloquer » vos « boules d'énergie » et travaillez ainsi sur les qualités qui leur sont associées. Par exemple, méditer sur le 6ᵉ chakra (ou 3ᵉ œil) vous aidera à développer vos qualités intellectuelles et d'intuition.

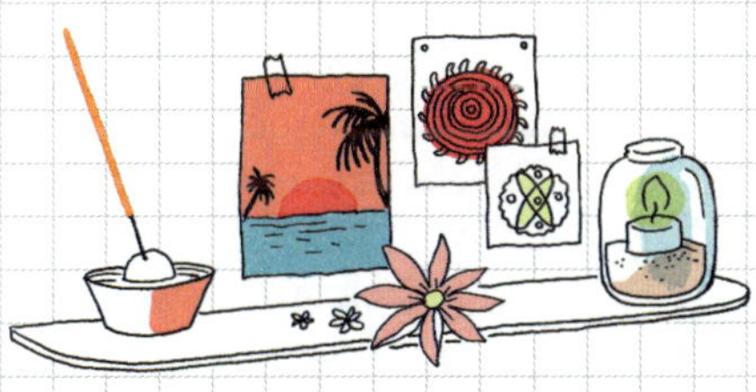

La méditation dans l'action : le yin yoga

Le yin yoga est une pratique yogique qui permet d'étirer le corps en douceur mais de façon profonde afin de faire circuler l'énergie plus librement, il se concentre sur les tissus conjonctifs et ne nécessite pas ou peu d'engagement musculaire. La spécificité du yin yoga est la tenue plus longue des postures. Afin de faire travailler le corps intensément et de laisser s'installer la détente, **les postures sont tenues entre 3 et 20 minutes.**

Une fois le corps relâché et étiré, l'état de méditation s'établit dans la posture, le mental se détend aussi, permettant une introspection profonde. En yin yoga, il se passe plein de choses durant les quelques minutes de maintien de la posture. Ne vous jugez pas, n'essayez pas de bouger ni de changer de posture, gardez un mental fort et laissez l'état méditatif s'ancrer en même temps que votre corps se relâche…

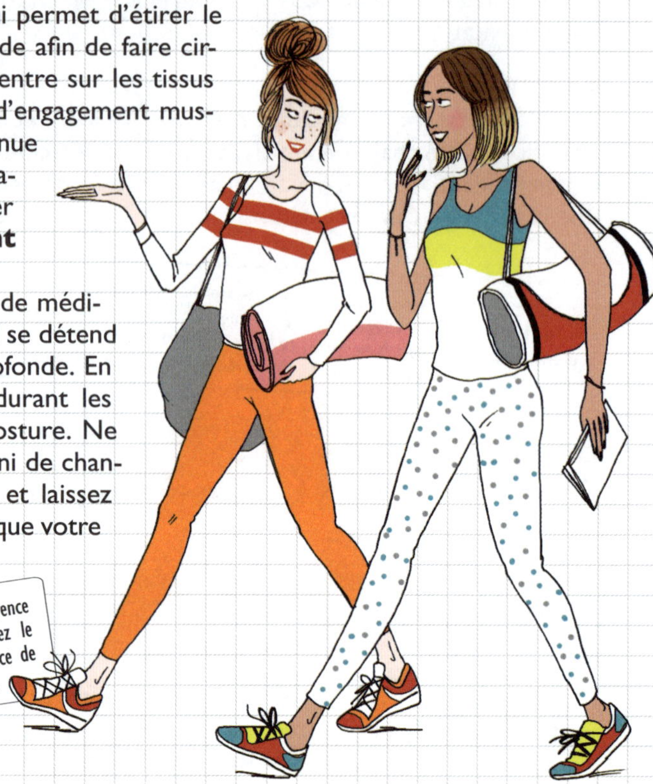

Pratiquez le yin yoga de préférence le soir, lorsque vous en ressentez le besoin, en plus ou bien à la place de votre routine yogique habituelle.

La posture du papillon

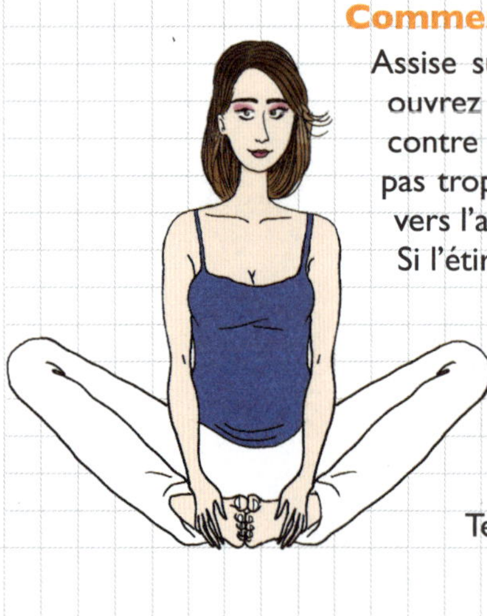

Comment faire ?

Assise sur votre tapis de yoga, le bassin bien ancré dans le sol, ouvrez les genoux et amenez les deux plantes de pieds l'une contre l'autre. Allongez le buste vers l'avant, en essayant de ne pas trop laisser le dos s'arrondir, le visage vers les pieds, les bras vers l'avant.

Si l'étirement est trop intense au niveau des hanches, mettez une cale sous chaque genou.

Si cela tire trop au niveau de la nuque, disposez un coussin sur vos pieds afin d'y déposer votre tête, le visage face au coussin.

Combien de temps ?

Tenez la posture au moins 3 minutes.

La posture du sphinx

Comment faire ?

La posture du sphinx doit son nom à sa ressemblance avec le sphinx égyptien.
Allongez-vous sur le ventre sur votre tapis de yoga, les jambes jointes ou écartées de la largeur du bassin.
Le front au sol, amenez les coudes sous les épaules, avant-bras et paumes de mains bien à plat sur le sol.
Sur une inspiration, repoussez les coudes dans le sol et décollez le buste, mais gardez le pubis en contact avec le sol.
Ouvrez la cage thoracique, roulez les épaules vers l'arrière et gardez la nuque dans le prolongement de la colonne, le regard droit devant. Attention à bien garder de l'espace entre les épaules et les oreilles. Respirez naturellement, conservez le visage et les jambes détendues.

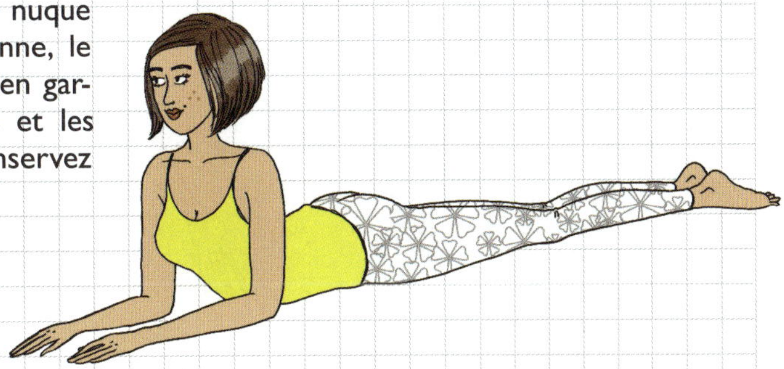

Combien de temps ?

Tenez la posture au moins 3 minutes.

Le pigeon

Comment faire ?

En partant à quatre pattes, genoux et hanches, épaules et poignets alignés, inspirez et amenez le genou droit entre les mains.
Allongez la jambe gauche vers l'arrière en essayant de tendre le genou.
Selon la souplesse de vos hanches, vous pouvez plus ou moins éloigner le talon droit de la cuisse droite. Sur une expiration, relâchez le buste vers l'avant, soit en gardant les avant-bras au sol, soit en allongeant les bras et en amenant le front au sol.
Relâchez bien la tête et la nuque dans tous les cas. Si nécessaire, mettez une brique sous votre front.
Remontez doucement sur une inspiration, puis changez de côté.

Combien de temps ?

Tenez au moins 3 minutes de chaque côté.

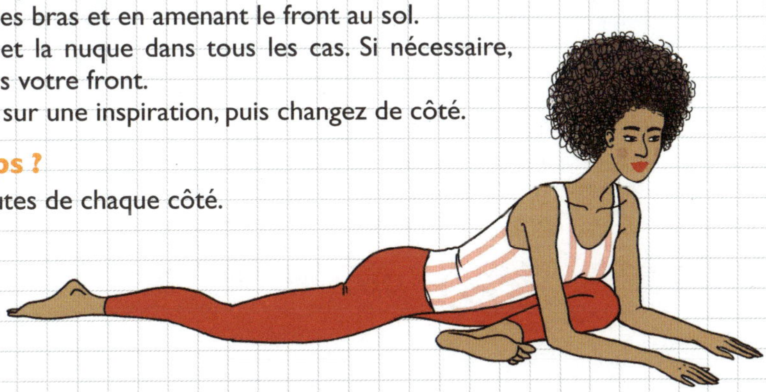

La demi-torsion latérale

Comment faire ?

Allongée sur le dos sur votre tapis de yoga, pliez les genoux et amenez-les vers la poitrine. Écartez les bras en croix sur le sol, paumes des mains vers le ciel.
Sur une expiration, laissez les deux genoux se relâcher à droite, puis tournez votre tête à gauche.
Relâchez bien les épaules, même si l'épaule gauche se décolle un peu du sol.
Vous pouvez moduler l'intensité de votre torsion en amenant les genoux plus ou moins haut.

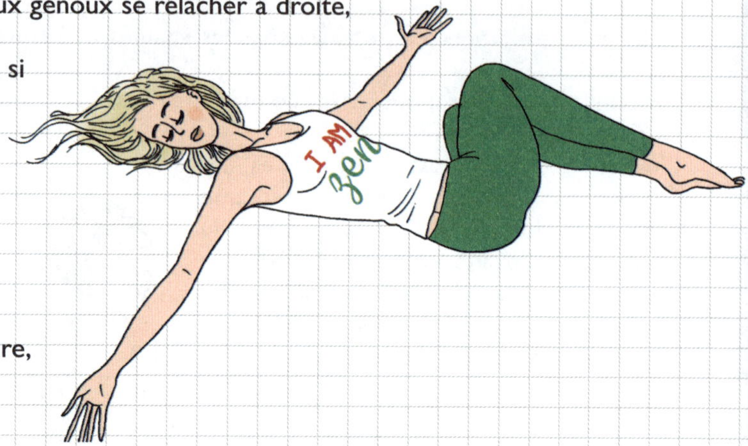

Combien de temps ?

Restez 5 minutes dans la posture, puis changez de côté.

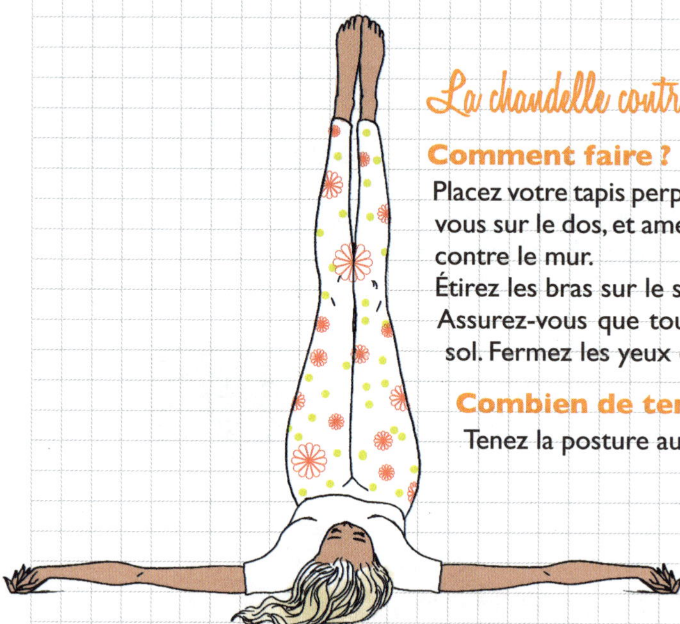

La chandelle contre le mur

Comment faire ?

Placez votre tapis perpendiculairement à un mur. Allongez-vous sur le dos, et amenez les fesses et les jambes tendues contre le mur.
Étirez les bras sur le sol, paumes des mains vers le ciel.
Assurez-vous que tout votre dos est en contact avec le sol. Fermez les yeux et respirez naturellement.

Combien de temps ?

Tenez la posture au moins 5 minutes pour commencer.

Je fais du yoga avec les doigts

Je fais quoi de mes mains quand je médite ? Bonne question ! Et si vous faisiez du yoga des doigts ? En sanskrit, le mot *mudra* signifie « signe » et évoque le dialogue et la collaboration des énergies par les doigts. Les mudras sont en quelque sorte des postures de yoga pour les mains et les doigts. Ils aident à la concentration et permettent de lutter contre le stress et l'anxiété. Il existe une dizaine de mudras, voici les plus faciles à pratiquer.

Le mudra le plus connu et le plus utilisé en yoga

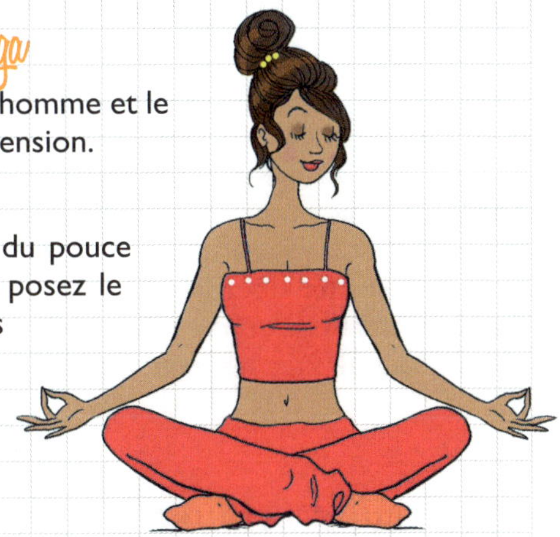

Il se nomme *jnana mudra* et représente l'union entre l'homme et le divin, c'est un mudra de concentration et de compréhension.

Comment faire ?

Les paumes de mains vers le ciel, posez l'extrémité du pouce contre celle de l'index. Relâchez les autres doigts et posez le dos des mains sur les genoux. Restez ainsi quelques minutes, les yeux fermés, et prenez conscience de ce qu'il se passe, de ce que vous ressentez. Plus vous pratiquerez, plus les sensations de circulation d'énergie seront évidentes. Pour pratiquer, amenez la paume des mains vers le bas.

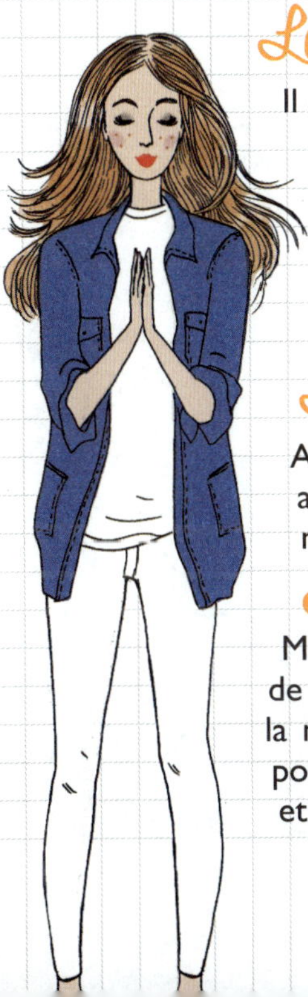

Le mudra de prière

Il est aussi appelé *namaskara mudra* et est lié à une demande et des remerciements. Il se retrouve dans de nombreuses religions.

Comment faire ?

Les paumes de mains et les doigts joints, amenez les mains au niveau de la poitrine. Fermez les yeux et respirez naturellement.

Le mudra de la fin de l'illusion

Autrement nommé *dhyani mudra*, il est associé à Bouddha en personne. Autrement dit, vous avez intérêt à l'essayer !

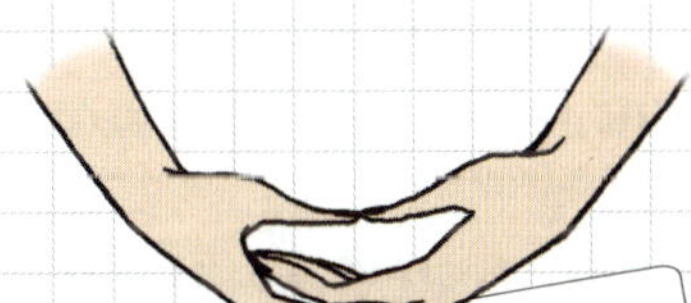

Comment faire ?

Mettez les mains l'une sur l'autre, la paume de la main gauche touchant le dos de la main droite. Amenez le bout des pouces en contact. Fermez les yeux et respirez calmement.

Namasté, ça veut dire quoi ?
C'est une salutation qui signifie « bonjour » ou « au revoir » en Inde. Elle signifie aussi : « Je m'incline devant vous. » Elle est souvent associée au mudra de prière.

Chapitre 4

Ma routine yogique

À présent que vous maîtrisez différentes pratiques de yoga et de méditation, vous pouvez créer vos petits enchaînements afin de profiter d'une pratique complète. Dans l'idéal, vous devrez commencer par des exercices de respiration, puis quelques postures de yoga, suivies d'une séance de méditation. Trouvez le rythme de pratique qui vous convient. Si l'idéal est de pratiquer un peu tous les jours, ne vous imposez pas de contraintes impossibles à tenir. Le plus important est la régularité, il vaut mieux pratiquer tous les 2 ou 3 jours, voire une seule fois par semaine, mais tenir sur la durée. Trouvez votre rythme et gardez-le. Voici quelques exemples d'enchaînements à suivre selon vos besoins du moment. Mais n'hésitez pas à inventer votre propre routine avec les exercices qui vous conviennent le mieux.

Ma routine matinale : 20 minutes pour être en forme toute la journée

Pour bien attaquer la journée, commencez par une routine yogique courte, qui ne bousculera pas votre emploi du temps habituel. L'idéal est de pratiquer à jeun. Vous pouvez boire un petit verre d'eau pour vous réhydrater ou un peu d'eau tiède additionnée du jus d'un demi-citron. Si vous buvez du café, consommez-en après votre pratique.

En bref…

Respirez ! Assise, le dos droit en posture de méditation, commencez par 3 à 5 séquences de 20 à 40 cycles de respiration dynamique (voir p. 26).

Puis faites 6 salutations au soleil (3 de chaque côté), comme décrit page suivante.

Enfin, prenez 10 minutes pour méditer sur les bruits qui vous entourent (voir p. 36). Cette méditation vous permettra d'éveiller votre esprit et de vous mettre en forme toute la journée.

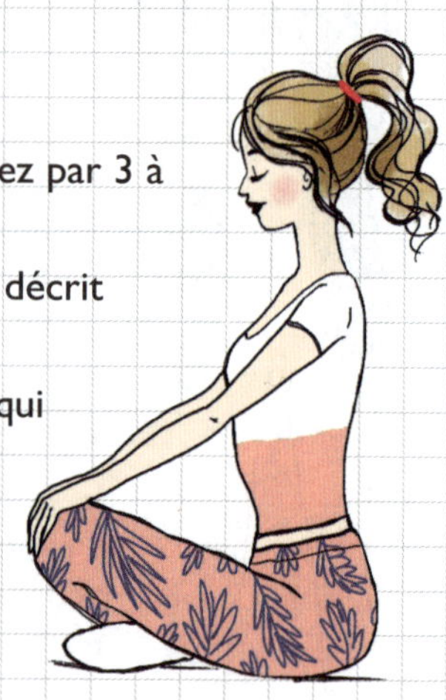

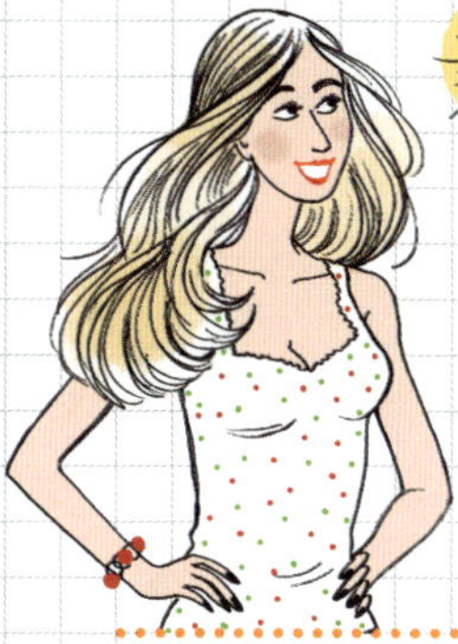

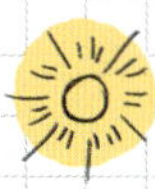

Je salue le soleil !

La salutation au soleil est un enchaînement de plusieurs postures qui se pratique souvent le matin, de préférence face au soleil. Mais rien ne vous empêche de vous y mettre le soir, car c'est un exercice corporel très complet qui va vous permettre d'échauffer votre corps et de faire circuler l'énergie. Les jours où vous n'avez vraiment pas beaucoup de temps, vous pouvez vous contenter de faire quelques salutations au soleil avant votre méditation. L'enchaînement dynamique des postures et la coordination du souffle et du mouvement permettent de tonifier et relâcher le corps… et l'esprit ! Quelques « bonjour » au soleil et hop !, vous êtes prête à méditer !

1. Commencez en vous mettant dans la posture de la montagne (voir p. 15 et 34), les mains en prière sur le cœur.
2. Inspirez en étirant les bras et le buste vers le ciel, le bassin légèrement vers l'avant.
3. Expirez en relâchant le buste vers l'avant dans la posture de la demi-pince debout (voir p. 15, pour la version assise), mains sur le sol. Les jambes sont tendues ou pliées selon ce qui est le plus confortable pour vous.
4. Inspirez en ramenant la jambe droite vers l'arrière, le genou au sol. Fléchissez le genou gauche. Relevez la tête et regardez vers le ciel en gardant les épaules et les oreilles éloignées.
5. Retenez le souffle en ramenant la jambe droite à côté de la jambe gauche en posture du chien la tête en bas (voir p. 19-20).
6. Expirez, descendez les épaules au-dessus des poignets dans la posture de la planche. Attention à ne pas laisser le bassin descendre plus bas que les épaules pour protéger les lombaires. Retenez votre souffle en amenant les genoux au sol et pliez les coudes en les gardant contre le buste pour amener la poitrine sur le sol.
7. Inspirez, poussez les paumes de mains sur le sol pour remonter le buste dans la posture du chien la tête en haut (voir p. 33).
8. Expirez en retournant les orteils sur le sol et poussez sur les mains pour revenir dans la posture du chien la tête en bas (voir p. 19-20). Retenez votre souffle.
9. Inspirez en ramenant le pied droit entre les mains, le genou gauche au sol.
10. Expirez en ramenant le pied gauche à côté du pied droit en demi-pince, buste relâché vers l'avant.
11. Inspirez, remontez le buste en étirant les bras vers le ciel, paumes de mains l'une contre l'autre.
12. Expirez en revenant dans la posture de la montagne, mains en prière contre le cœur (voir p. 15 et 34).

Faites la même chose de l'autre côté en débutant par la jambe gauche.

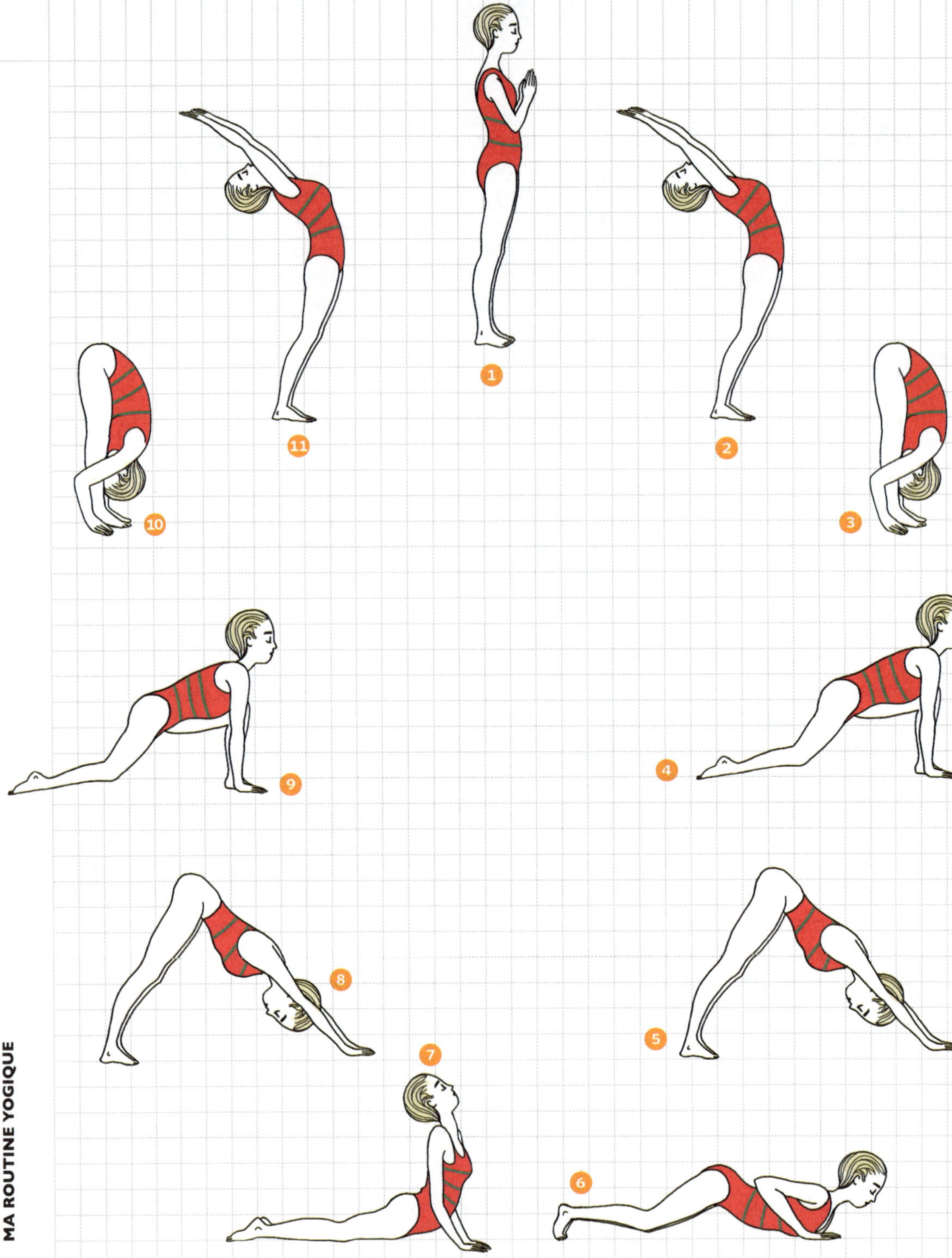
1
2
3
4
5
6
7
8
9
10
11

J'équilibre mes énergies avec la respiration « une narine après l'autre »

Fermez les yeux, et prenez un instant pour vous concentrer sur votre souffle. Sans changer le rythme de votre respiration, prenez conscience de l'air qui rentre, puis ressort de vos narines. Puis amenez l'index et le majeur de la main droite sur le front et bouchez la narine droite avec le pouce. Respirez uniquement avec la narine gauche. Respirez naturellement et calmement. Que ressentez-vous ? L'air entre-t-il et sort-il facilement ? Ou avez-vous l'impression que votre narine gauche est un peu bouchée ?
Au bout d'environ 1 minute, bouchez la narine gauche avec l'annulaire et l'auriculaire et débouchez la narine droite. Respirez à droite.

Est-ce plus facile ? Ou à l'inverse plus difficile ?

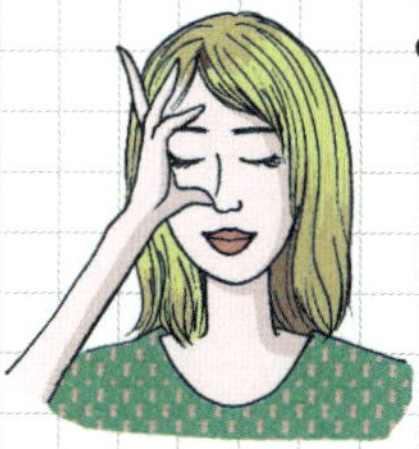

Selon les moments de la journée et l'énergie que vous avez, vous respirez plus d'une narine que de l'autre dans des proportions d'environ 40 à 60 % en temps normal (si vous n'êtes pas enrhumée).

Dans la philosophie yogique, on estime que le côté gauche du souffle (et du corps) représente le côté lunaire, calme, plutôt féminin, tandis que le côté droit est plus solaire, masculin, énergique... Normalement, ces deux côtés s'équilibrent sur une journée en même temps que votre caractère, mais il arrive que l'un prenne le dessus sur l'autre.

Ma routine du soir : 30 minutes pour bien dormir

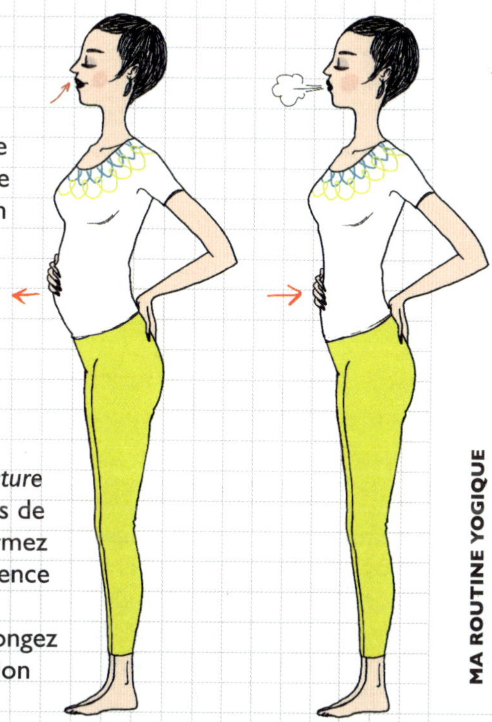

Après une bonne journée de travail, quelques coups de stress et des heures assise devant l'ordinateur, la routine post-travail peut être salvatrice et vous permettre, non seulement de déconnecter le temps d'une soirée, mais aussi de dormir comme un bébé !

Comment faire ?

Commencez par une relaxation et des respirations

Allongez-vous sur votre tapis de yoga, en *savasana ou posture du cadavre* (voir p. 12), les bras le long du corps, paumes de mains vers le ciel, les pieds relâchés vers l'extérieur. Fermez les yeux (mais sans vous endormir !) et prenez conscience de votre souffle.
Gardez une respiration calme et naturelle, puis prolongez vos cycles respiratoires et faites 10 cycles de respiration complète.

Allongée sur le dos, les jambes tendues et les pieds relâchés vers l'extérieur, relâchez le visage et le corps et fermez les yeux. Placez la main droite au niveau du nombril, la main gauche sur la poitrine. Inspirez lentement et laissez le ventre se soulever, puis sentez les côtes, le diaphragme, puis les clavicules se soulever et s'écarter. À l'expiration, le ventre se relâche d'abord, le diaphragme remonte, puis les côtes s'abaissent et se resserrent et, enfin, les clavicules redescendent. Concentrez-vous sur la vague qui se soulève sous vos mains. À l'inspiration, la main droite monte, puis la main gauche. À l'expiration, la main droite redescend d'abord, puis la main gauche.
À la fin du 10ᵉ cycle, reprenez une respiration naturelle, étirez-vous, bâillez, soupirez bruyamment Puis venez vous asseoir en posture de méditation, le dos bien droit.

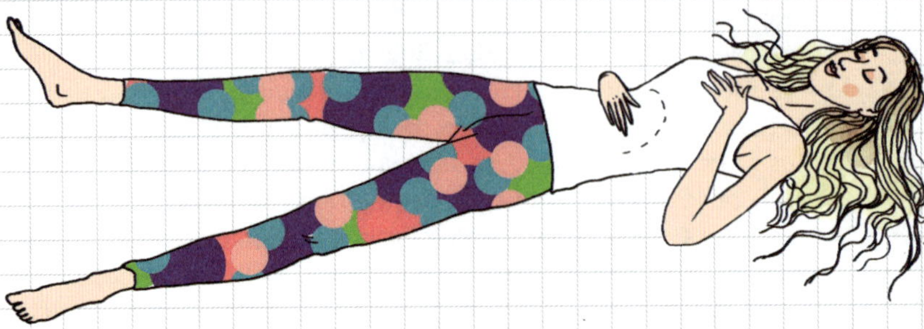

Effectuez le rituel de détente de la nuque et des cervicales

Assise ou debout, le dos bien droit et les épaules relâchées, inspirez, puis, sur l'expiration, amenez l'oreille droite vers l'épaule droite. Inspirez, ramenez la tête au centre. Expirez, amenez la tête vers l'arrière. Inspirez, revenez. Expirez, amenez l'oreille gauche vers l'épaule gauche. Inspirez au centre, puis expirez en amenant le menton vers la poitrine. Inspirez, revenez au centre. Puis recommencez dans l'autre sens, à gauche, vers l'arrière, à droite, puis vers l'avant. Veillez à garder les épaules détendues, surtout si vous sentez de petits nœuds dans le cou.

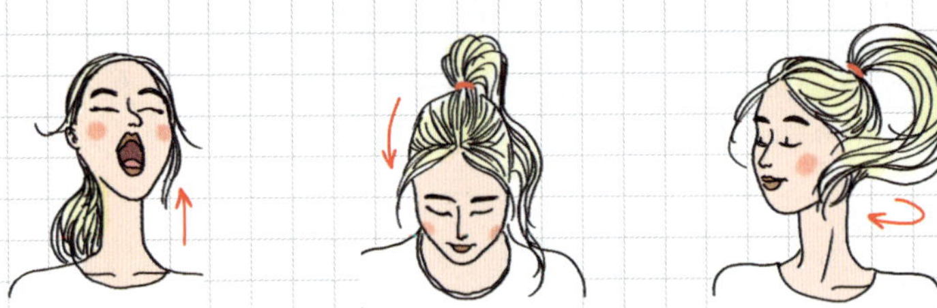

Enchaînez sur la posture du chat

À quatre pattes sur votre tapis, essayez de bien aligner vos épaules et vos poignets, vos hanches et vos genoux, le dos bien droit, la nuque dans le prolongement de la colonne. Inspirez, creusez le dos, amenez les ischions (les os des fesses) vers le ciel, relevez la tête et dirigez votre regard entre les sourcils. Sur l'expiration, laissez le dos s'arrondir, ramenez le sacrum vers le sol et le menton vers la poitrine. Continuez ainsi une dizaine de fois en veillant à bien coordonner votre souffle et les mouvements.

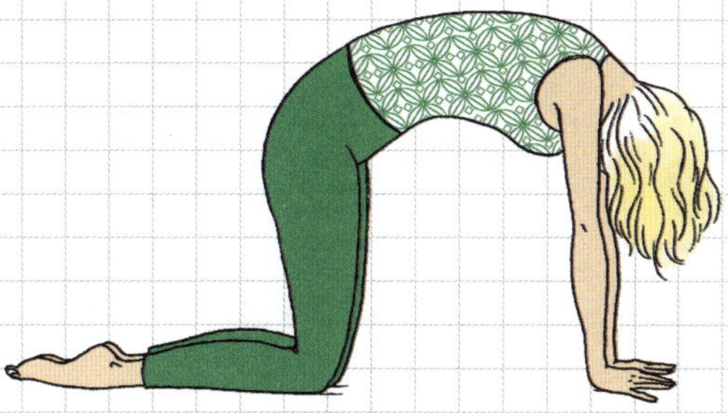

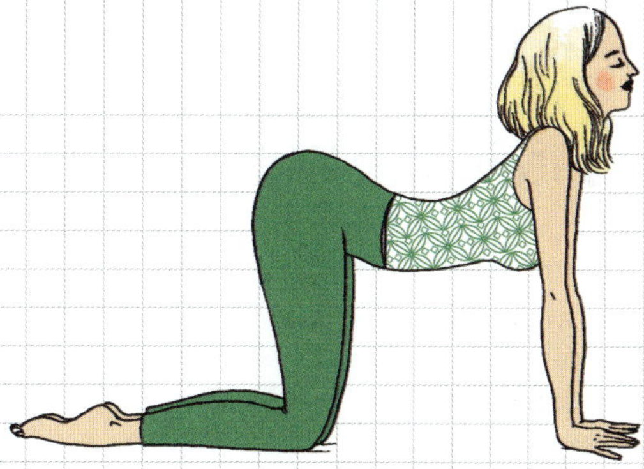

Faites ensuite l'enfant, en contre-posture

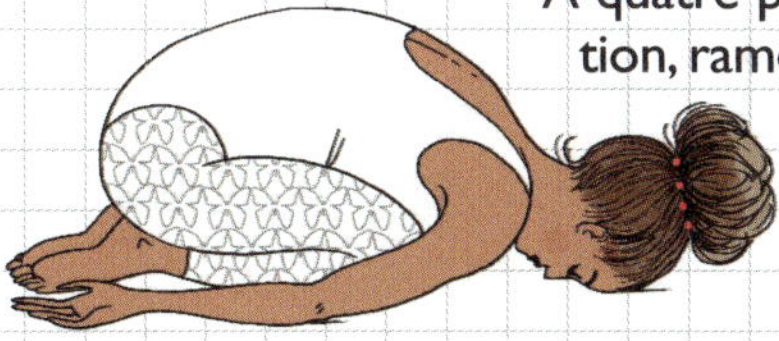

À quatre pattes, genoux écartés de la largeur des hanches, sur une expiration, ramenez les fesses vers les talons, le ventre sur les cuisses et le front au sol. Amenez vos bras vers l'arrière le long du corps pour bien relâcher les épaules. Restez 5 grandes respirations, puis ramenez les mains bien à plat sur le sol, sous les épaules, et déroulez le dos vertèbre par vertèbre sur une inspiration.

Puis entrez dans la posture du chien la tête en bas

À quatre pattes, genoux écartés de la largeur des hanches, mains bien à plat juste en dessous des épaules. Prenez une grande inspiration, puis, sur l'expiration, décollez les genoux et tendez les jambes. Allongez bien la colonne et poussez les paumes de mains sur le sol afin de bien amener le poids du corps vers l'arrière. Si vous sentez beaucoup de poids à l'avant du corps, gardez les genoux un peu pliés afin de vous aider à conserver l'allongement de la colonne vertébrale. Tenez la posture sur 5 grandes respirations, puis revenez à quatre pattes, et enfin dans la posture de l'enfant. Recommencez au moins une fois. Tenez sur 5 respirations, puis revenez dans la posture de l'enfant quelques instants.

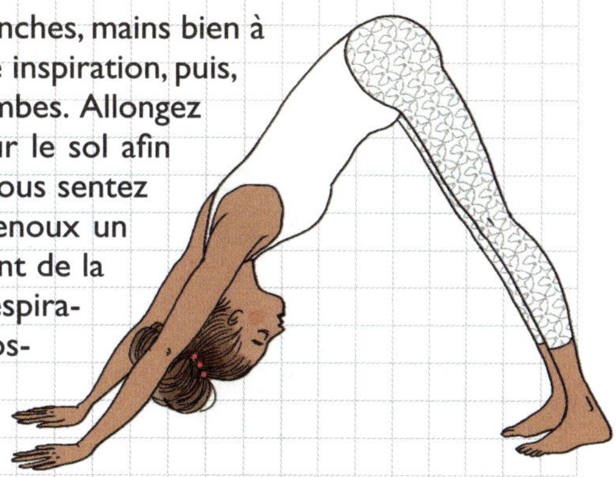

Terminez par une séance de yoga du sommeil

Allongez-vous à nouveau en posture du cadavre, les bras le long du corps, et offrez-vous une petite séance de yoga du sommeil (voir p. 37). Si vous n'avez pas beaucoup de temps, pratiquez uniquement la rotation de la conscience (voir la relaxation physique, p. 38).

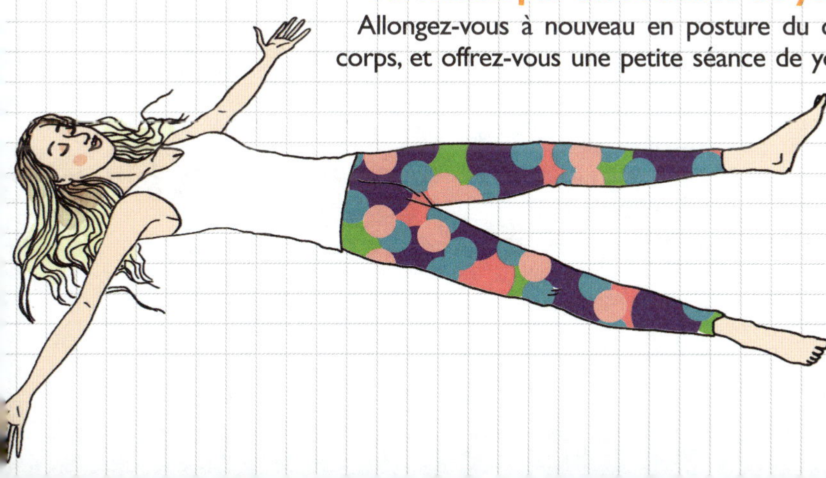

Ma routine au boulot

Je fais du chair yoga

Vous n'avez pas eu le temps de vous poser 2 minutes pour pratiquer ? Profitez de votre temps de transport ou d'un moment d'accalmie au bureau pour pratiquer, ni vu ni connu, assise sur votre chaise de bureau ou dans le métro. Le bassin bien ancré dans la chaise, veillez à garder le dos droit, les fesses contre le dossier de la chaise.

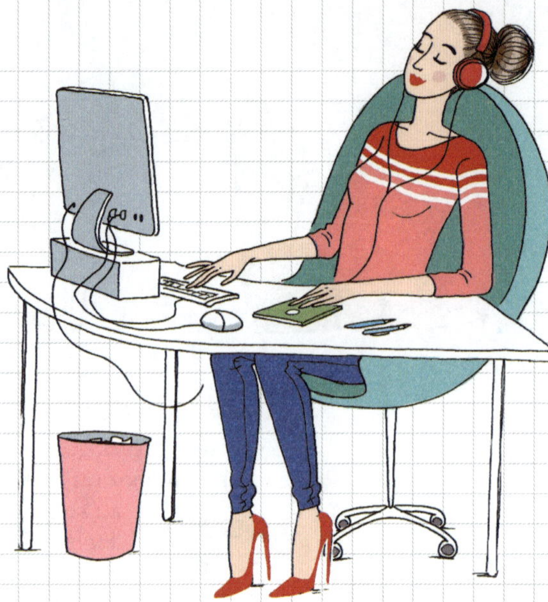

Détendez votre nuque

Pratiquez le rituel de détente de la nuque et des cervicales comme dans la routine yoga précédente.

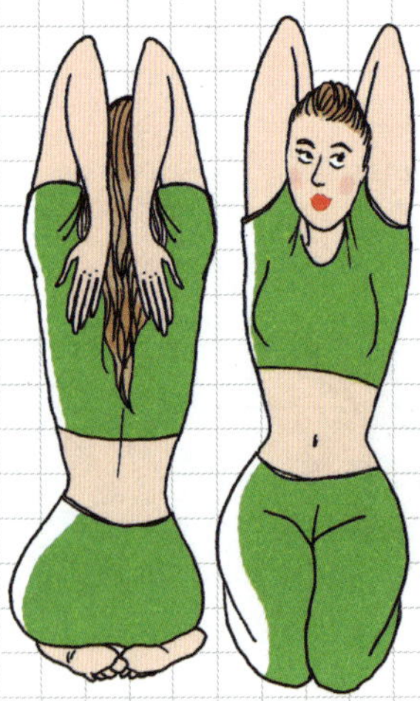

Devenez aussi souple qu'une grenouille

Puis faites le geste de la grenouille afin de détendre la nuque, étirer les épaules et ouvrir la cage thoracique.

Assise en tailleur ou sur les genoux, inspirez et étirez les bras vers le ciel. Sur l'expiration, pliez les coudes et amenez les paumes de mains dans le haut du dos en essayant de rapprocher les coudes l'un de l'autre sans crisper les épaules. Prenez 3 à 5 respirations profondes, puis relâchez doucement sur une expiration.

Puis tendez les jambes, talons sur le sol, et relâchez le buste vers l'avant, tenez la posture sur 3 grandes respirations, puis remontez en déroulant le dos, vertèbre par vertèbre.

Terminez par une méditation sur la respiration

Fermez les yeux (ou baissez les paupières) et amenez le regard vers le bas, puis méditez quelques minutes sur votre respiration (voir p. 35). Gardez la conscience de votre souffle et des mouvements du corps en lien avec celui-ci, ne laissez pas votre esprit s'égarer, revenez toujours à votre souffle et à votre ventre, qui se gonfle à l'inspiration et se creuse à l'expiration.

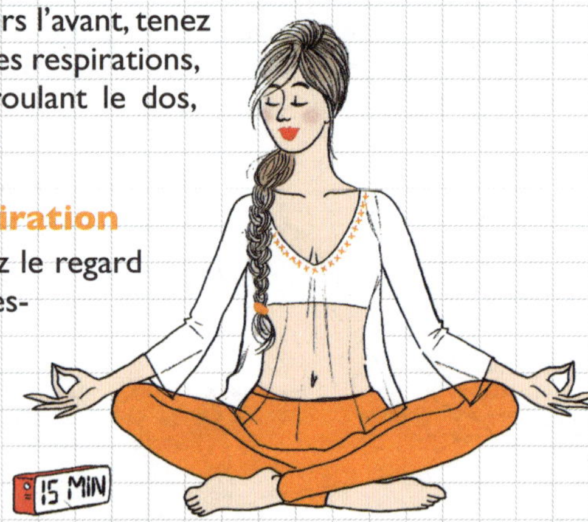

Ma routine anti-coup de pompe

Si la matinée se fait longue...

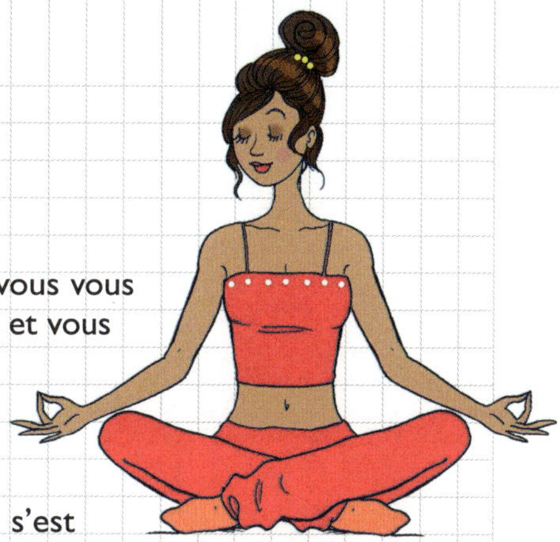

Vous êtes au bureau, il n'est QUE 10 heures du matin et vous vous sentez déjà KO, votre ventre gargouille, ça tire dans le dos et vous avez des fourmis dans les jambes… Prenez 5 minutes top chrono pour retrouver un peu d'énergie, et détendre vos muscles et vos articulations avant d'attaquer la dernière réunion de la matinée… sans café !

Pour regagner un peu de tonus et dissiper le nuage qui s'est installé dans votre tête, faites une ou deux séquences de 30 cycles de respiration dynamique. Assise tranquillement, le dos droit sur votre chaise de bureau, veillez à avoir le ventre bien dégagé. Amenez la main droite sur le nombril. Inspirez librement par le nez, puis expirez de façon active, toujours par le nez, en ramenant le nombril vers la colonne. La respiration est active, voire « abrupte », vous devez sentir vos abdominaux travailler lors de l'expiration. Puis inspirez à nouveau tranquillement, et expirez de façon dynamique, 30 fois de suite.

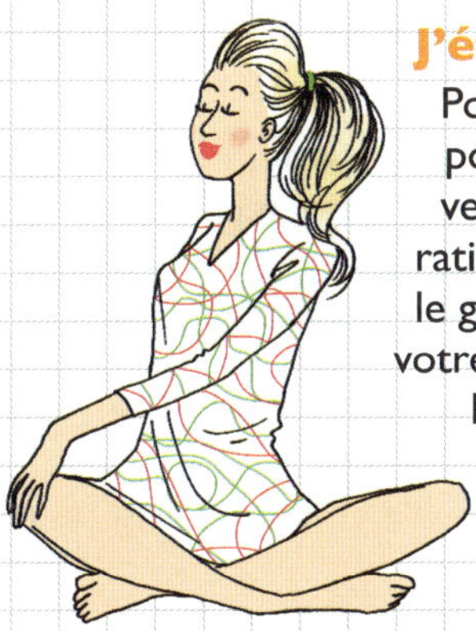

J'étire et je détends mon dos en torsion

Pour détendre votre dos, maltraité par une mauvaise (et trop longue) posture assise, faites une légère torsion. Assise, le dos droit (vous pouvez même rester sur votre chaise de bureau), inspirez, puis, sur l'expiration, tournez le buste vers la droite en amenant la main gauche sur le genou droit et la main droite derrière les fesses, regardez par-dessus votre épaule droite. Gardez les épaules bien relâchées, le ventre détendu. Prenez 10 profondes respirations, puis revenez au centre sur une inspiration. Sur l'expiration suivante, pivotez de l'autre côté, la main droite sur le genou gauche, la main gauche derrière les fesses. Détendez bien le ventre. Tenez 10 respirations, puis revenez à la position initiale sur une inspiration.

2 en 1, je relâche le dos et les jambes dans la pince

Assise au sol (ou sur votre chaise de bureau), les jambes tendues, les pieds joins. Relâchez les bras le long du corps, paumes des mains vers le ciel. Inspirez, puis, sur l'expiration, relâchez le buste vers les jambes, ainsi que la tête et les épaules. Gardez les jambes tendues ou légèrement pliées si ça tire trop et tenez 10 profondes respirations. Sur l'inspiration, remontez en déroulant le dos.

> Vous avez un petit creux mais ce n'est pas encore l'heure de déjeuner ? Gardez sur votre bureau un petit paquet de « mélange étudiant », facilement trouvable en magasin bio et composé de fruits secs et de graines. Une petite poignée suffit pour tenir jusqu'à la fin de votre réunion.

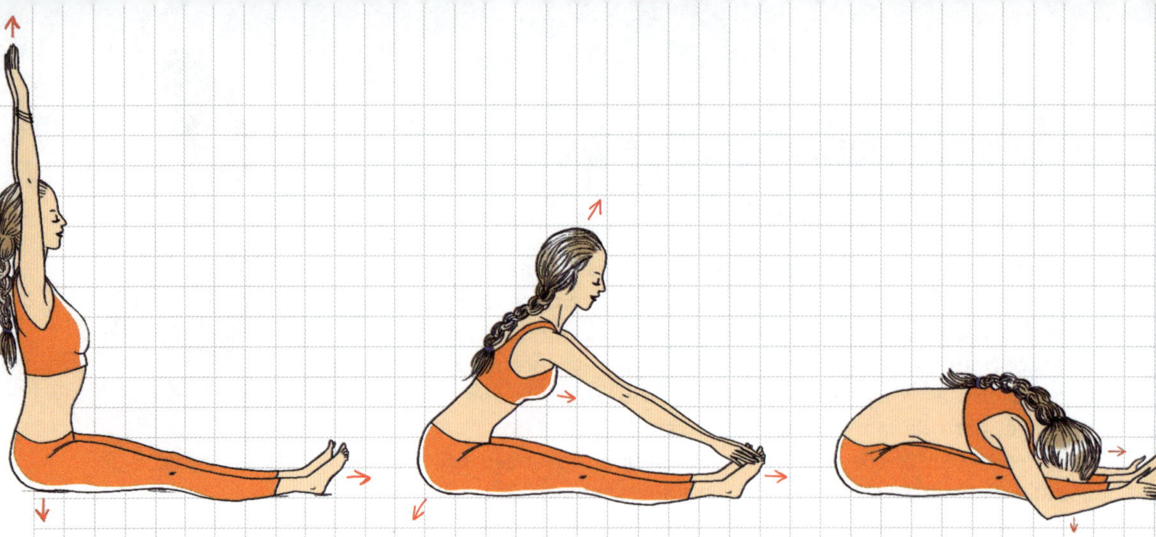

Contre le coup de barre d'après le repas

Il est 15 heures, la journée n'est pas terminée, mais vos paupières sont louuuurdes, et votre capacité à vous concentrer égale à zéro.

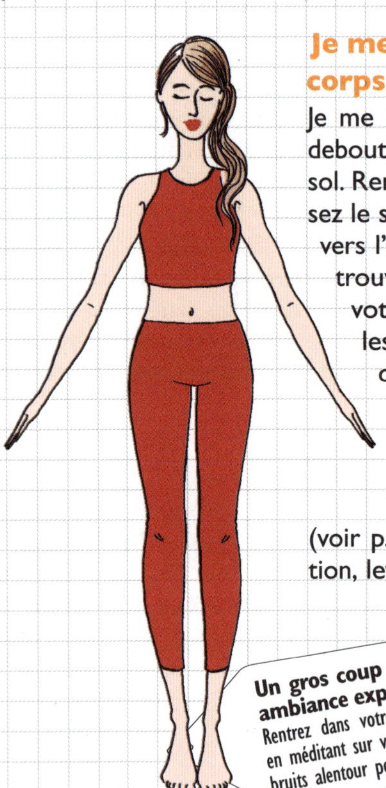

Je me lève pour faire circuler l'énergie dans mon corps et me réveiller

Je me recentre dans la posture de la montagne. Mettez-vous debout, les pieds joints, les plantes de pieds bien ancrées dans le sol. Rentrez le ventre, contractez légèrement les fesses et baissez le sacrum pour décambrer le bas du dos. Roulez les épaules vers l'arrière et sortez la poitrine. Fermez les yeux. Essayez de trouver l'immobilité dans la posture. Restez concentrée sur votre souffle. Tenez une dizaine de respirations, puis rouvrez les yeux et faites quelques pas en pleine conscience pour détendre vos jambes.

Je me concentre et j'active ma circulation dans la posture de l'oiseau

Toujours debout, dans la posture de la montagne, (voir p. 15) relâchez les bras le long du corps. Sur une inspiration, levez les bras vers le ciel et décollez les talons du sol en fixant un point devant vous. Relâchez bien les épaules et prenez 5 grandes respirations, puis redescendez les bras sur une expiration. Attention à bien garder les chevilles alignées !

Un gros coup de stress ou une ambiance explosive au bureau ?
Rentrez dans votre bulle et faites le vide en méditant sur votre respiration ou sur les bruits alentour pendant 5 minutes.

Ma routine anti-stress

C'est la folie en ce moment ? Vous ne savez plus où donner de la tête ? Mais si, mais si, vous avez quand même le temps de pratiquer, et c'est justement dans ces moments-là qu'il ne faut surtout pas sauter votre séance de yoga-méditation ! Vous verrez, après, tout sera plus clair et vous réussirez mieux à vous concentrer !
Lorsque vous êtes très stressée, le souffle et le corps sont les premiers à en pâtir.

Comment faire ?

On se relaxe et on respire...

Commencez par vous asseoir en posture de méditation, fermez les yeux, puis **prenez quelques respirations calmes et naturelles** (voir p. 23).

Puis faites 10 cycles de respirations abdominales en allongeant votre souffle. Allongée sur le dos, les jambes tendues et les pieds relâchés vers l'extérieur, détendez le visage et le corps et fermez les yeux. Amenez la main droite au niveau du nombril, puis inspirez lentement par le nez en amenant le souffle dans le ventre. Sentez votre nombril et votre main monter. À l'expiration, laissez le ventre se dégonfler, la main redescendre doucement. Pendant tout l'exercice, concentrez-vous sur le mouvement de votre main qui monte, puis redescend.

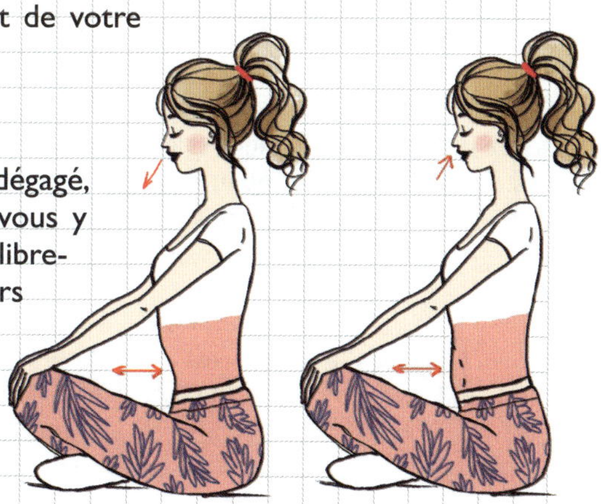

Puis faites 2 séquences de 30 cycles de respiration dynamique.
Assise, le dos droit, veillez à avoir le ventre bien dégagé, n'hésitez pas à vous asseoir sur une chaise pour vous y aider. Amenez la main droite sur le nombril. Inspirez librement par le nez, puis expirez de façon active, toujours par le nez, en ramenant le nombril vers la colonne. La respiration est active, voire « abrupte », vous devez sentir vos abdominaux travailler sur l'expiration. Inspirez à nouveau tranquillement, puis expirez une nouvelle fois de façon dynamique.

Soyez stable comme une montagne

Levez-vous et prenez un instant dans la posture de la montagne (voir p. 15). En gardant le dos droit, écartez les pieds de la largeur des hanches. Fermez les yeux et sentez l'immobilité s'installer.

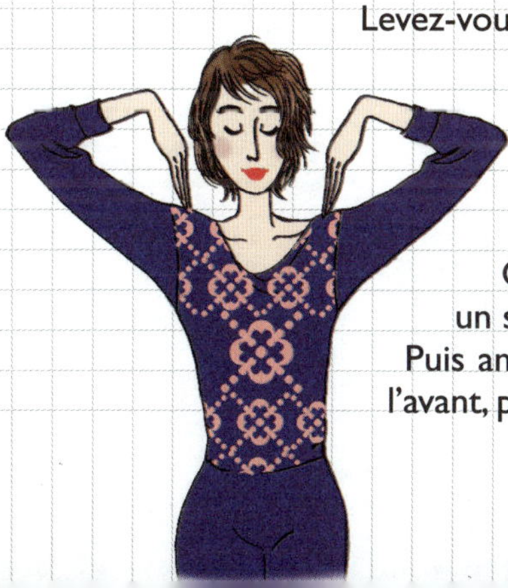

Détendez vos épaules et votre nuque

Enchaînez avec des rotations de la tête.
Commencez par effectuer de petites rotations de la tête, dans un sens, puis dans l'autre.
Puis amenez les mains sur les épaules et faites de petits cercles vers l'avant, puis vers l'arrière.

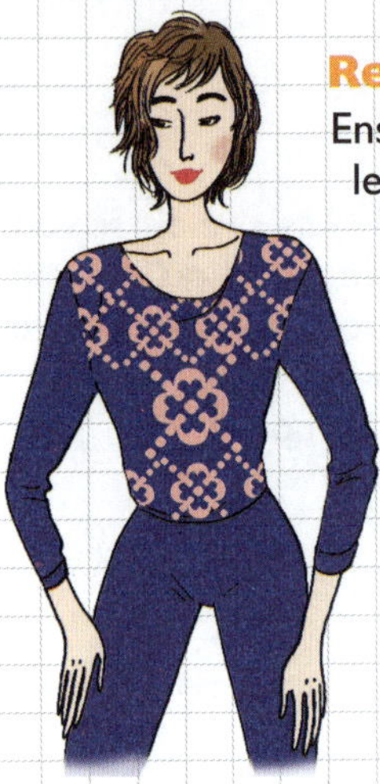

Relaxez vos articulations

Ensuite, tendez les bras au niveau des épaules, serrez les poings et tournez les poignets dans les deux sens. Ramenez les mains sur les hanches, pliez légèrement les genoux, puis effectuez de grands cercles avec le bassin, vers la droite, puis vers la gauche. Relâchez les bras le long du corps, tendez les genoux. Inspirez, puis, sur l'expiration, pliez les genoux sans descendre trop bas, en veillant à garder le dos droit. Inspirez, remontez, repliez sur l'expiration.

Faites 5 cycles, puis revenez jambes tendues.

Effectuez quelques rotations des chevilles

Décollez ensuite le pied droit en pliant le genou et faites quelques rotations de la cheville dans les deux sens. Reposez le pied et faites la même chose à gauche.

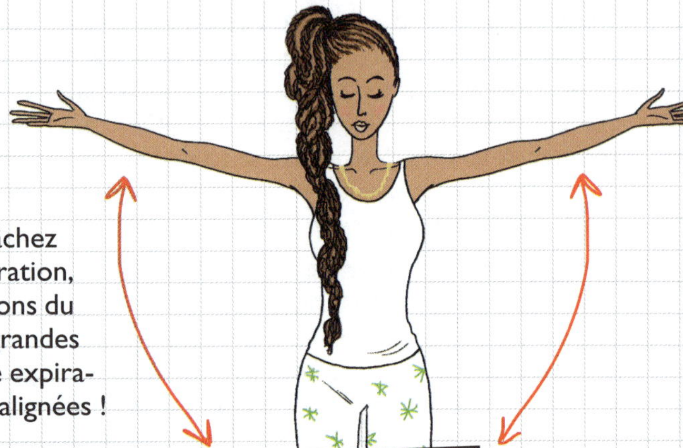

Volez comme l'oiseau

Vous êtes prête à effectuer la posture de l'oiseau qui permet de calmer le mental et d'accroître la concentration. Debout, en posture de la montagne, relâchez les bras le long du corps. Sur une inspiration, levez les bras vers le ciel et décollez les talons du sol. Relâchez bien les épaules et prenez 5 grandes respirations, avant de redescendre sur une expiration. Attention à bien garder les chevilles alignées !

Ma relaxation express : le palming
Si vous sentez le stress monter, l'angoisse ou la colère pointer le bout de leur nez, le palming vous détendra instantanément ! Frottez énergiquement vos deux paumes de mains l'une contre l'autre pour les réchauffer, puis amenez-les sur les paupières, yeux fermés. Ressentez la chaleur sur vos yeux. Recommencez une nouvelle fois.

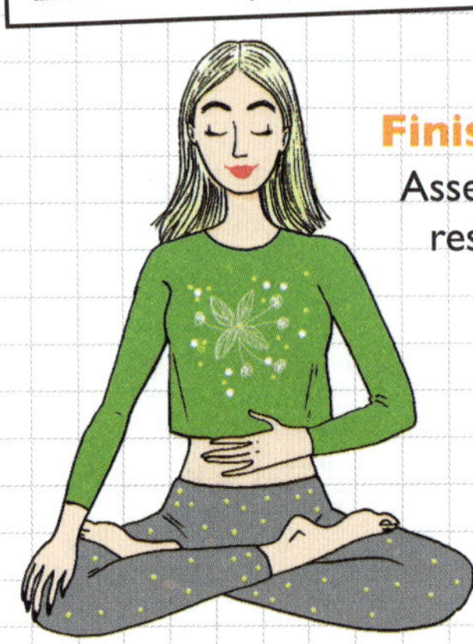

Finissez par une méditation sur la respiration

Asseyez-vous en posture de méditation et méditez sur votre respiration.

Si je suis très énervée...
Votre boss vous a mis la tête à l'envers ? Faites la posture de la chandelle (voir p. 33), elle permet d'apaiser les émotions et de retrouver immédiatement ses esprits !

Ma routine énergie

Si vous êtes très fatiguée, pratiquer peut vous aider à retrouver un peu d'énergie ! Alors, l'excuse du « je suis incapable de faire quoi que ce soit » ne tient pas. Mobilisez le courage qu'il vous reste pour cette routine à l'effet « défatiguant » instantané.

Commencez par des respirations énergiques

Pour commencer, la respiration dynamique (voir p. 26) est l'exercice idéal en cas de grande fatigue.
Faites 2 ou 3 séquences de 30 cycles.

Soyez tonique comme une guerrière !

Puis levez-vous et faites la posture du guerrier.
Debout, le dos droit, écartez les pieds d'environ 1 mètre.
Puis ouvrez le pied droit à 90 degrés vers la droite, le pied gauche à 45 degrés.
Veillez à garder les talons sur une même ligne et les hanches alignées. Inspirez, étirez les bras parallèles au sol, en gardant les épaules bien relâchées, puis pliez le genou droit en conservant bien le genou et la cheville alignés.
Regardez le bout du majeur de votre main droite.
Tenez la posture sur 5 à 10 respirations profondes, puis, sur une inspiration, tendez la jambe droite et relâchez les bras. Faites la même chose de l'autre côté.

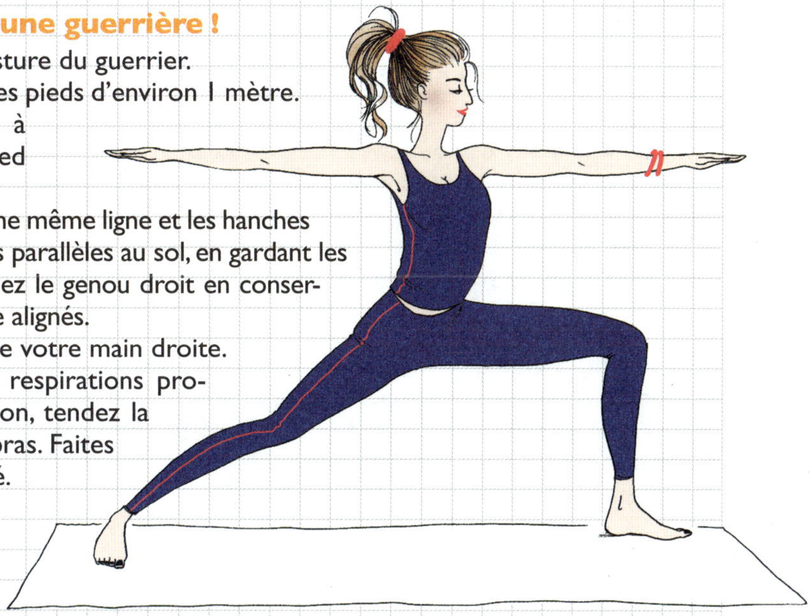

Faites la sauterelle

Revenez au sol pour la posture de la sauterelle.
Allongée sur le ventre sur votre tapis de yoga, rapprochez les jambes, amenez les bras le long du corps, les mains et le front au sol.
Sur une inspiration, décollez les jambes et le buste du sol. Prenez appui sur les mains pour bien ouvrir la poitrine et gardez les épaules éloignées des oreilles.
Prenez 3 respirations, puis redescendez doucement sur une expiration. Relâchez tout le corps sur le sol, puis recommencez une nouvelle fois.

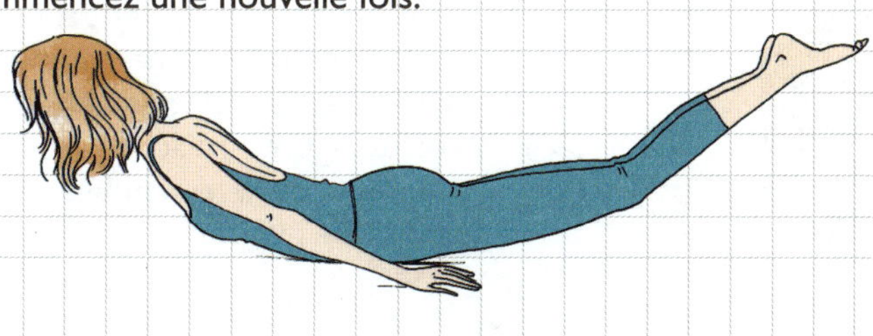

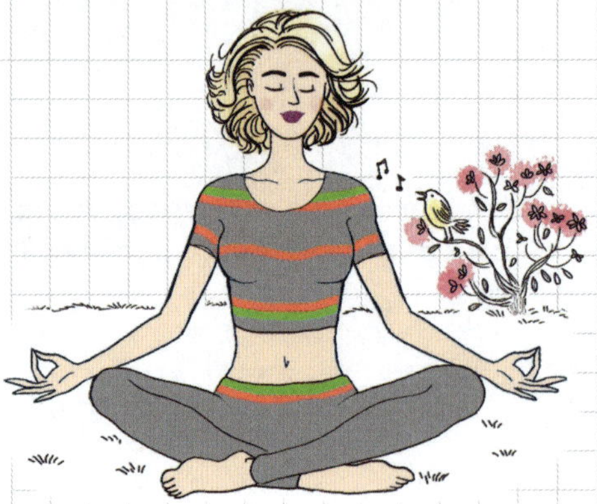

Puis asseyez-vous en posture de méditation

Pratiquez la méditation sur les bruits (voir p. 36) pendant une dizaine de minutes.

Ma routine du week-end

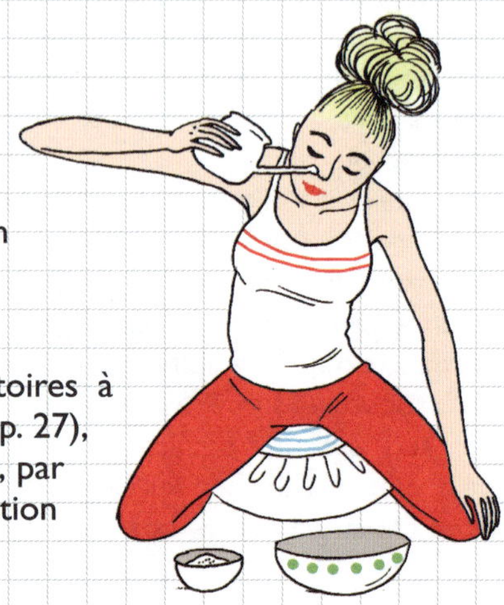

C'est le week-end et vous avez ENFIN un peu de temps pour prendre soin de vous !
Prenez 45 minutes rien que pour vous et, si la saison le permet, allez pratiquer dehors, dans un jardin ou un parc, votre tapis de yoga sous le bras…

Pour débuter…

Après avoir pratiqué le nettoyage des voies respiratoires à l'eau salée, à l'aide de votre petit arrosoir à nez (voir p. 27), commencez par vos exercices de respiration préférés, par exemple la respiration alternée (voir p. 23) ou la respiration dynamique (voir p. 26).

Faites des salutations au soleil

Effectuez 10 cycles de salutations au soleil (voir p. 58), tranquillement, à votre rythme.

Enchaînez sur la posture du guerrier

Voyez le détail de la posture page 66.

Effectuez la posture de la pince

Assise sur votre tapis, les jambes tendues, redressez le dos et sentez votre bassin bien ancré dans le sol. Prenez une grande inspiration, puis, sur l'expiration, relâchez le buste vers les cuisses. Détendez bien la nuque, les épaules, laissez pendre les bras de chaque côté de vos jambes, paumes de mains vers le ciel. Si l'arrière de vos jambes tire trop, vous pouvez plier légèrement les genoux.

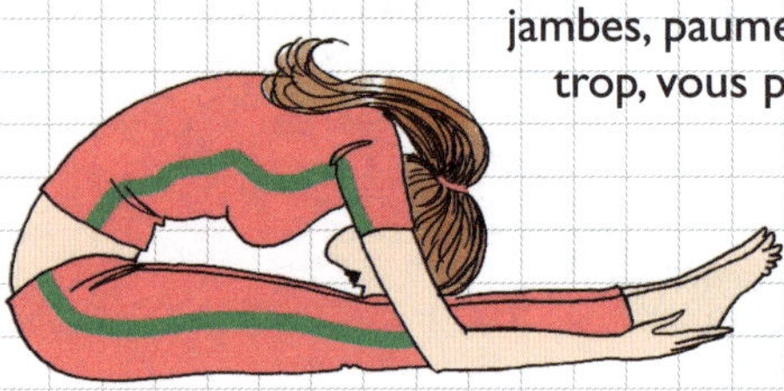

Tenez la posture sur une dizaine de respirations, puis revenez en position initiale sur une inspiration.
Veillez à bien relâcher le dos, les épaules et la nuque. Laissez les jambes se tendre un peu plus sur chaque expiration.

Rentrez en tortue

Assise, le dos droit, amenez les deux plantes de pieds l'une contre l'autre en relâchant bien le poids des genoux vers le sol. Passez les avant-bras sous les mollets, les mains sur les pieds ou les chevilles. Relâchez le dos et amenez la tête vers les pieds. Laissez le dos s'arrondir et se relâcher et faites une belle carapace de tortue ! Tenez ainsi sur 10 respirations profondes, puis remontez sur une inspiration en déroulant le dos, vertèbre après vertèbre.

Encore une fois, veillez à bien détendre les genoux et le haut du corps dans cette posture. Si vos genoux sont trop loin du sol, vous pouvez mettre un coussin sous chacun pour les protéger.

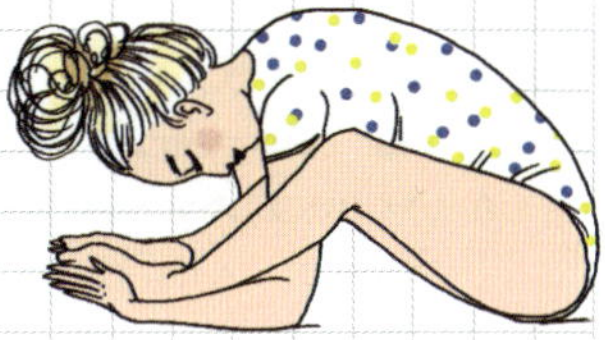

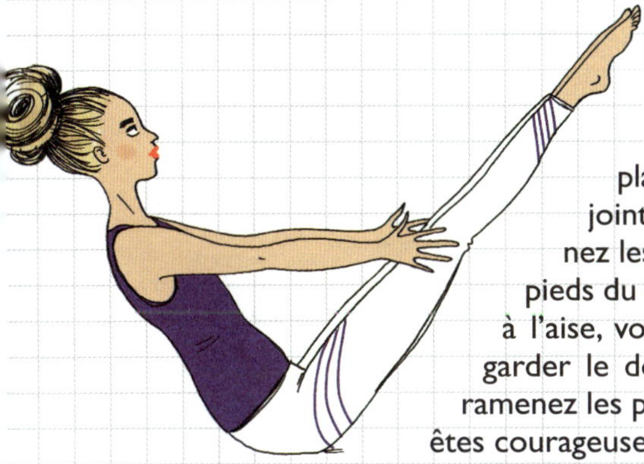

Terminez par le bateau

Voilà une excellente posture pour renforcer vos abdominaux !

Assise sur votre tapis, le dos droit, pliez les genoux, plantes de pieds sur le sol. Les pieds et les genoux joints, sentez votre bassin bien ancré dans le sol. Amenez les mains sous les cuisses et, en inspirant, décollez les pieds du sol en gardant le dos bien droit. Si vous vous sentez à l'aise, vous pouvez ouvrir les bras, mais veillez à toujours garder le dos bien droit. Prenez 5 grandes respirations, puis ramenez les pieds au sol. Recommencez une ou deux fois si vous êtes courageuse.

Relaxez-vous et méditez !

Prenez enfin 10 minutes de relaxation dans la posture de détente, allongée sur le sol (*savasana*).

Puis venez vous asseoir en posture de méditation, et récitez votre mantra pendant une dizaine de minutes.

Si vous avez pris le temps de faire cette pratique longue, bravo ! Vous pouvez vous féliciter car, non seulement vous avez pris du temps pour vous, mais vous avez aussi œuvré à votre bien-être ! Cette pratique complète vous a permis de délier votre corps et votre mental grâce aux exercices de respiration, relâcher chaque partie de votre corps grâce aux postures de yoga et ainsi méditer tel un Bouddha ! Bientôt, vous ne pourrez plus vous en passer et trouverez comme par miracle le temps pour une pratique longue quotidiennement (ou presque…).

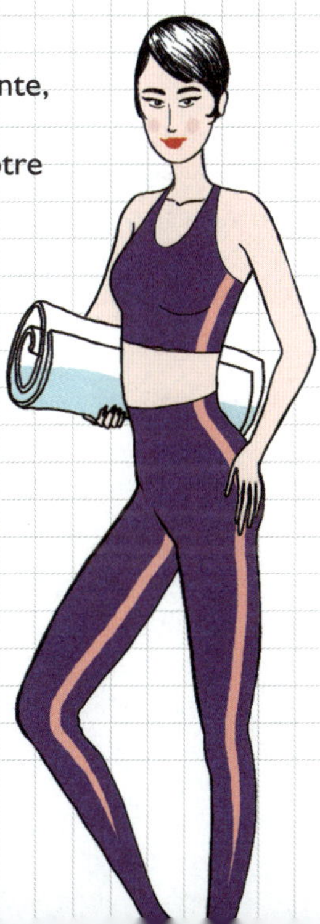

Je pense PO-SI-TIF !

Je change mon point de vue sur la vie

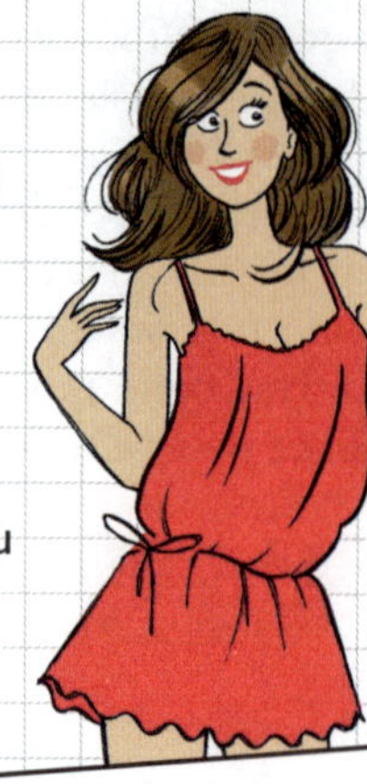

Difficile de méditer si vous êtes emplie de pensées négatives ! L'ultime étape pour devenir une yogini et méditer sereinement est de cultiver une pensée positive. Alors, on arrête de broyer du noir et on se concentre sur les petites joies simples du quotidien ! Facile à dire, nous direz-vous… mais songez que vos pensées influencent vos actions, et même l'atmosphère générale dans laquelle vous vivez. Avez-vous remarqué que lorsque vous broyez du noir, l'ambiance autour de vous est mauvaise, lourde et pesante ? Nos pensées suivent un schéma défini, ce qu'on appelle couramment notre « façon de penser », c'est pour cela que nous nous retrouvons souvent dans les mêmes situations parfois inconfortables, qui se répètent. Pour briser ces cercles vicieux, il faut d'abord prendre conscience de ses schémas de pensée répétitifs… Soyez témoin de votre fonctionnement ; la tenue de votre journal de yoga-méditation peut vous y aider en vous apprenant à vous observer avec honnêteté et bienveillance.

Les samskara
Dans le yoga, les samskara désignent les actes que nous faisons de façon conditionnée. Ce sont des schémas mentaux et émotionnels ancrés. Les samskara peuvent être positifs ou négatifs. Mais la bonne nouvelle, c'est qu'il est possible de se débarrasser des samskaras négatifs en pratiquant notamment la pensée positive !

Comment penser positif ?

Je vis l'instant présent

La première étape de la pensée positive est la prise de conscience de vos schémas de pensée, ou *samskara*.

Accordez-vous un peu d'attention et prenez conscience de l'état dans lequel vous êtes lorsque vous accomplissez vos tâches quotidiennes. Par exemple, lorsque vous marchez dans la rue, que vous conduisez ou cuisinez, quelles sont les pensées/sensations/sentiments négatifs dominants ? Notez-les et acceptez-les. C'est en prenant conscience de ces pensées négatives que vous réussirez à vous en débarrasser.

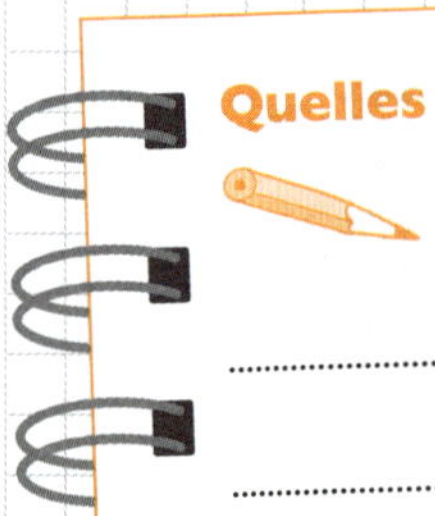

Quelles sont mes pensées négatives répétitives ?

....

....

....

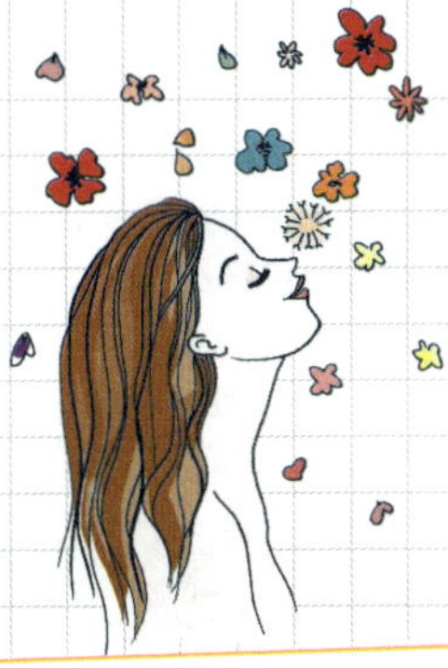

Je vise l'opposé de mes pensées négatives !

Une méthode très efficace pour cultiver la pensée positive consiste à focaliser son attention sur les pensées à l'opposé de ses schémas négatifs.
Fermez les yeux et prenez conscience de vos pensées dominantes. Vous êtes très nerveuse ? Pensez au calme.
Vous vous sentez emplie de haine ? Pensez à l'amour. Simple, mais très efficace.

Je note mes pensées négatives et leurs contraires !

....

....

....

Je visualise mes intentions positives

Vous vous sentez découragée, incapable de réaliser de belles choses ? Visualisez-vous en train de faire preuve de courage dans une situation qui vous stresse.
Répétez-vous mentalement : « Je suis forte et courageuse » plusieurs fois dans la journée.
Si vous êtes persuadée d'être nulle et moche, visualisez-vous dans une situation positive, rayonnante et brillante et répétez-vous : « Je suis belle et forte, je réussis ce que j'entreprends. » Vous pouvez même l'écrire sur votre cahier que vous garderez auprès de vous.

Je note les pensées qui me boostent...

....

....

....

....

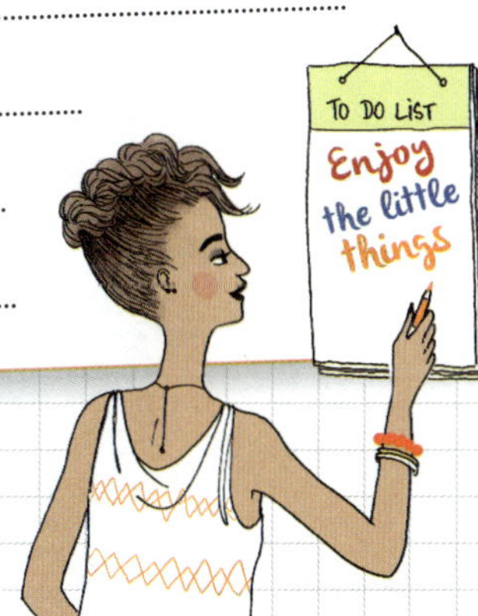

Je lis des phrases inspirantes

Achetez-vous un livre d'aphorismes ou de pensées inspirantes et lisez-en une par jour. Il existe de nombreuses applications de pensées positives qui proposent une pensée quotidienne sur laquelle méditer. Pour allier l'utile à l'agréable, les délicieuses tisanes de la marque Yogitea® offrent une pensée avec chaque sachet à infuser.

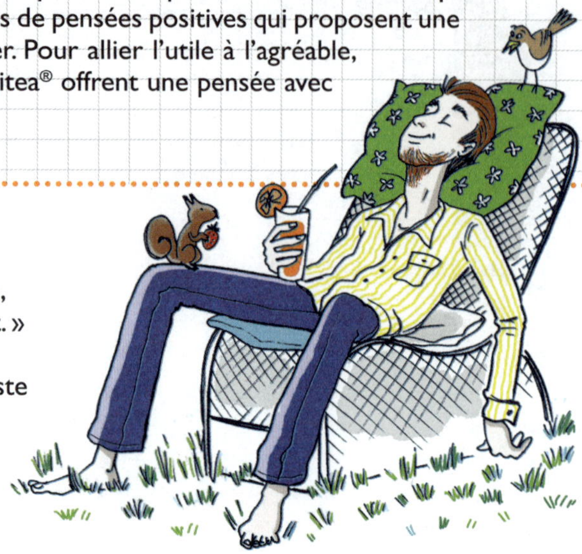

« Le chemin vers le bonheur, c'est l'altruisme. » Dalaï-lama
« L'esprit c'est comme un parachute, ça marche mieux quand c'est ouvert. » Dalaï-lama
« Là où se trouve une volonté, il existe un chemin. » Winston Churchill
« Soyez le changement que vous souhaitez voir dans le monde. »

Gandhi

Je me regarde avec bienveillance

Regardez-vous vraiment, pas comme vous le faites habituellement lorsque vous vous habillez ou vous maquillez. C'est vous que vous observez, regardez-vous avec sincérité et bienveillance. Apprenez à vous voir telle que vous êtes vraiment, avec vos quelques petits défauts et vos innombrables qualités.
Et surtout, ne vous découragez pas : on ne peut pas « penser positif » du jour au lendemain. Acceptez-le !

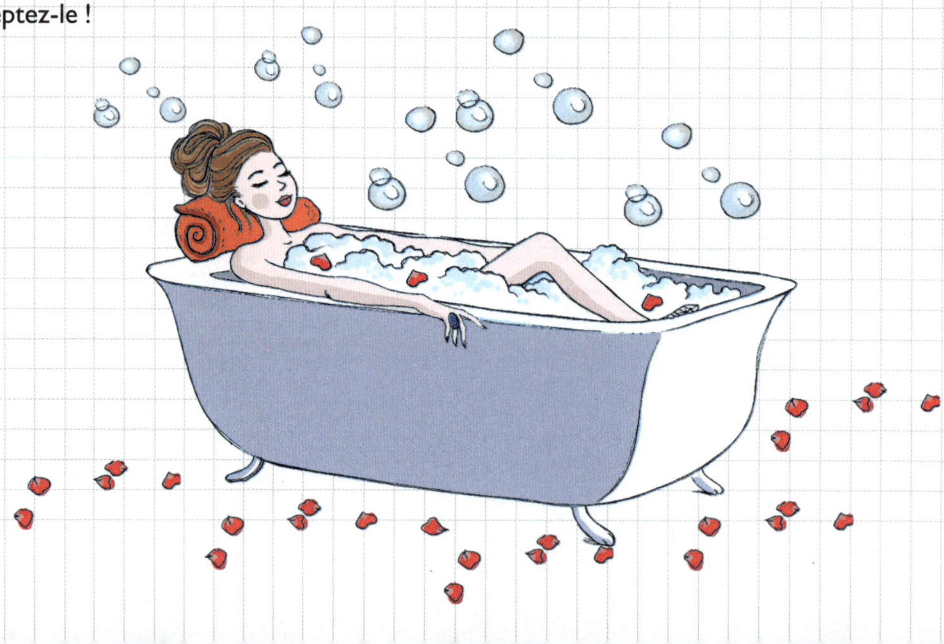

J'adopte la yoga attitude

Le yoga, ce n'est pas que la pratique, c'est une philosophie de vie ! Associez des actions « yogiques » à votre méditation.

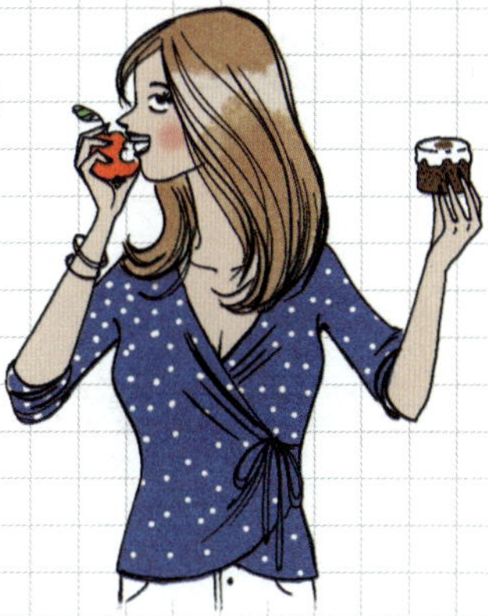

Je choisis d'avoir une bonne hygiène de vie

Le yoga, c'est l'équilibre, l'union du corps et de l'esprit. Vivre yoga, c'est vivre de façon équilibrée.

- Je dors bien, ni trop ni trop peu.
- Je mange équilibré, ni trop ni pas assez.
- Je ne m'énerve pas, mais je ne me laisse pas marcher sur les pieds.

Je me lance un défi yogique par jour

- Je souris aux inconnus dans la rue.
- Je fais une action en pleine conscience (me brosser les dents, manger, faire du sport, marcher…).
- Je ralentis le pas.
- J'évite les aliments excitants et je remplace mon café par un jus de légumes frais ou un jus de gingembre tonifiant.
- Je me félicite pour quelque chose que je sais bien faire.
- Je ris aux éclats.
- Je crée quelque chose.
- Je fais un compliment à quelqu'un qui le mérite (ce peut être vous-même !).
- J'écris, je lis, je note une pensée positive…
- Je travaille, mais je ne me laisse pas submerger par les soucis d'ordre professionnel !

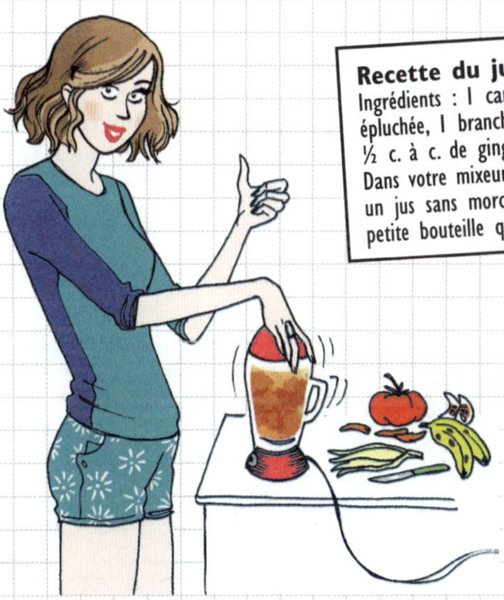

Recette du jus tonifiant
Ingrédients : 1 carotte, 1 orange pelée, le jus d'½ citron, ½ pomme bio ou épluchée, 1 branche de céleri, 1 pincée de cardamome, 1 pincée de curcuma, ½ c. à c. de gingembre râpé.
Dans votre mixeur ou votre blender, mixez tous les ingrédients jusqu'à obtenir un jus sans morceaux. Dégustez tout de suite ou mettez votre jus dans une petite bouteille que vous emporterez au bureau.

Chapitre 5 Mon journal de yoga-méditation : le bilan

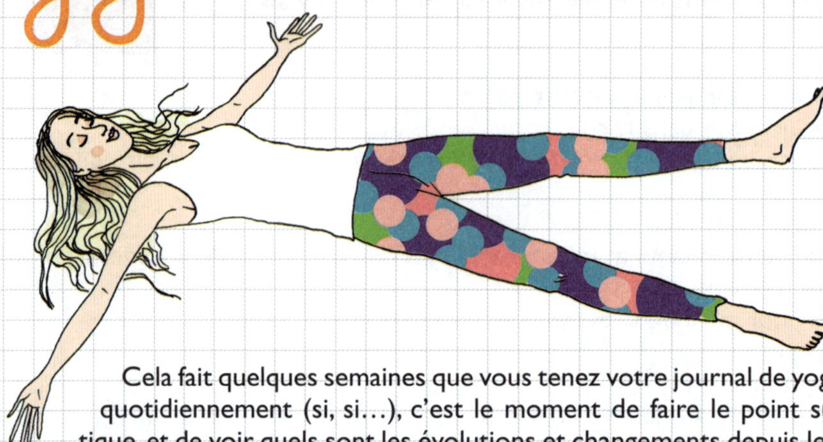

Cela fait quelques semaines que vous tenez votre journal de yoga-méditation quotidiennement (si, si…), c'est le moment de faire le point sur votre pratique, et de voir quels sont les évolutions et changements depuis le jour où vous avez ouvert ce cahier pour la première fois.
Aidez-vous de votre journal de yoga-méditation pour faire le point, remarquez les changements et les constantes, voyez la façon dont vous avez évolué dans votre pratique (en dents de scie, régulière…). Faites ce bilan sans jugement et avec honnêteté !

Comment vous sentez-vous ?

Dans votre corps : Vos tensions ont-elles disparu ? Ou sont-elles encore présentes ? Avec quelle intensité ?

....

....

Quels changements dans votre corps pouvez-vous noter depuis que vous pratiquez ? Votre corps vous paraît-il plus souple, plus ferme ? Plus détendu ? Si oui, quelles zones en particulier ?

....

....

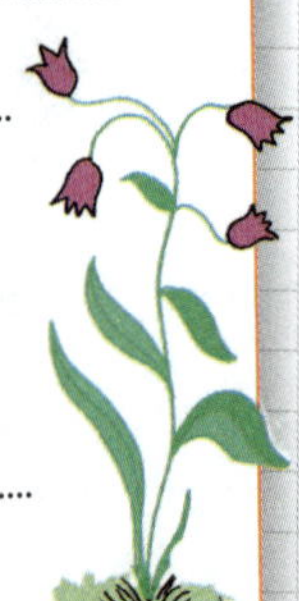

Quelles sont les postures qui vont font le plus de bien ? Et celles que vous n'aimez pas du tout (c'est souvent celles-là qu'il faut faire !) ?

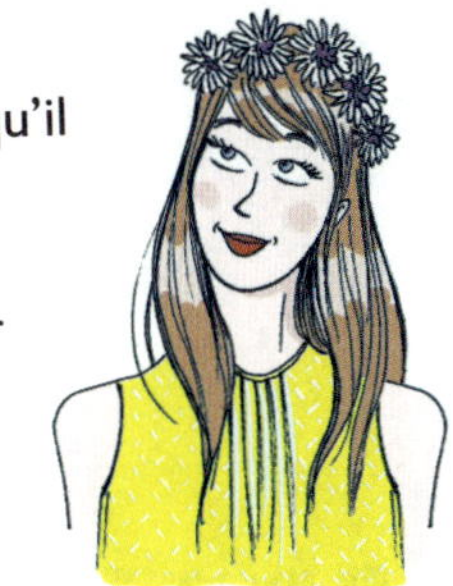

Dans votre tête ? Où en êtes-vous du stress, de la colère, de l'angoisse ? Comment gérez-vous ces sentiments ?

Comment dormez-vous ?

Votre rapport à la nourriture a-t-il changé ?

Et votre respiration ? Ressentez-vous des changements au niveau de votre souffle ?

Dans vos relations aux autres ?

Dans votre relation à vous-même ?

....

....

....

Et lorsque vous méditez ? Quels obstacles rencontrez-vous ? Corporels ou mentaux ?

....

....

....

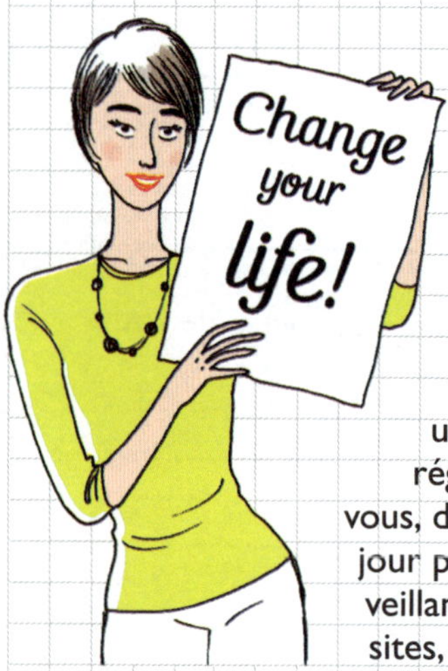

Quelle que soit l'étendue de votre transformation, gardez en tête qu'on ne devient pas une super yogini ou une grande méditante en un jour. Le chemin du yoga est long et se fait pas à pas, avec des périodes d'avancée et d'immobilisme. Méditer est difficile, il y aura des jours avec et d'autres sans, des moments de grande clarté, d'autres de totale confusion.

Pratiquer les postures et les exercices de respiration peut être laborieux, voire douloureux certains jours, aussi bien dans la tête que dans le corps ! Une pratique qui vous a fait tant de bien un jour pourra vous paraître désagréable le lendemain. Mais restez régulière et acceptez que chaque jour soit différent. Soyez fière de vous, de votre implication et de votre volonté, remerciez-vous chaque jour pour ce que vous prenez le temps de faire pour vous. Soyez bienveillante envers vous-même et acceptez vos échecs comme vos réussites, car c'est cela, le yoga. Namasté !

Mes notes perso

Carnet d'adresses

Pour en savoir plus sur le yoga et la méditation

www.agatheyoga.fr

www.yogamrita.com

Fédération française de yoga : www.yoga-paris.com

École de yoga et de méditation : www.yogaetmeditation.fr

Ashrams de yoga sivananda : www.sivananda.org

Méditation vipassana : www.dhamma.org/fr

Pleine conscience : www.christopheandre.com

Les magazines et sites inspirants

Esprit Yoga : www.esprityoga.fr

Yoga journal : www.yogajournalfrance.fr

Happinez : www.happinez.fr

Fémininbio : www.femininbio.com

Pour s'habiller

Lolë : www.lolewomen.com

Fabletics : www.fabletics.fr

Yuj : www.yuj.fr

Yoga Searcher : www.yogasearcher.com

Pour s'équiper

Chin Mudra : www.chin-mudra.com

La Yoga Box : www.layogabox.com

Pour la détox

L'atelier Nubio : www.nubio.fr

Les cures Detox Delight : www.detox-delight.fr

En savoir plus sur le nettoyage des intestins et apprendre à le pratiquer : www.yogaetmeditation.fr

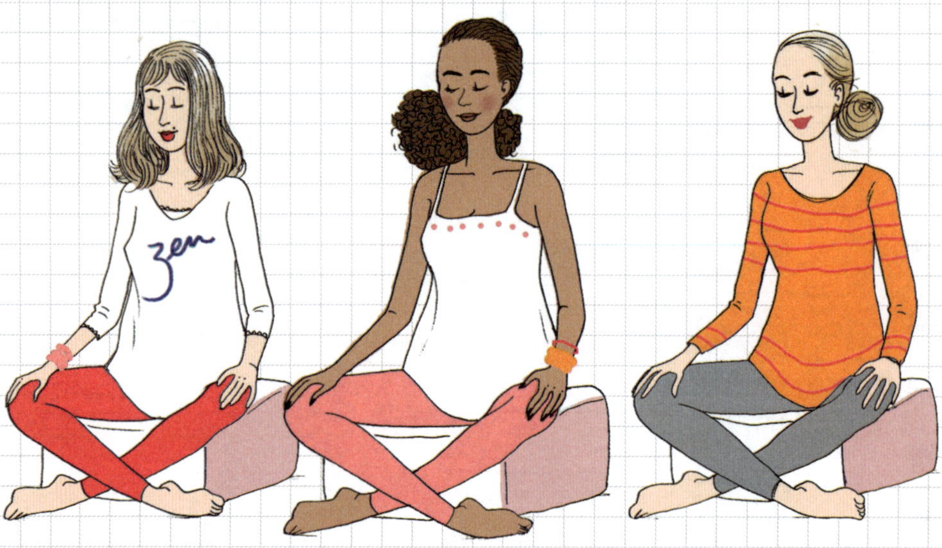

Bibliographie

Yoga-Sutras, Patanjali, éditions Albin Michel, 1991.

Postures et techniques du yoga, Swami Saradananda, éditions Larousse, 2009.

Prévenir et guérir par le yoga, Christine Campagnac-Morette, éditions du Dauphin, 2004.

Le Yoga de la méditation, Centre de yoga sivananda, éditions Le Courrier du Livre, 2006.

L'Art de la méditation, Matthieu Ricard, éditions Pocket, 2010.

Yoga Nidra, Swami Satyananda, éditions Satyanandashram, 2001.

La Bible du yoga, Christina Brown, éditions Guy Trédaniel, 2016.

Méditer jour après jour, Christophe André, éditions L'Iconoclaste, 2011.

Remerciements

Merci à Juliette Collonge pour sa confiance et sa patience.
Merci à mes amis Stéphanie, Jéremy et Justine de m'avoir supportée (dans tous les sens du terme) pendant cette période intense.
Merci à mes parents et à ma sœur pour leur amour et leur soutien inconditionnels.
Merci à Celui qui m'accompagna à mon premier cours de yoga. Pour cela, et pour tout le reste.
Merci à mes élèves pour leur énergie, leurs sourires, leurs petits mots, leurs cadeaux.
Merci aux studios de yoga dans lesquels j'enseigne pour leur confiance.
Merci à la Lune pour tout le reste.

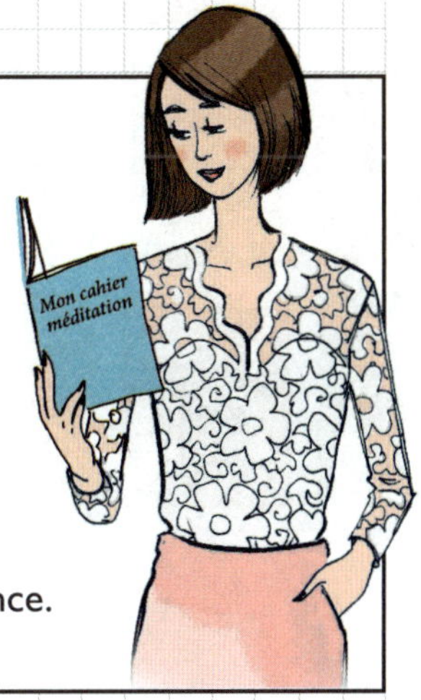

Découvrez tous nos cahiers pratiques et notre catalogue sur :
www.solar.fr

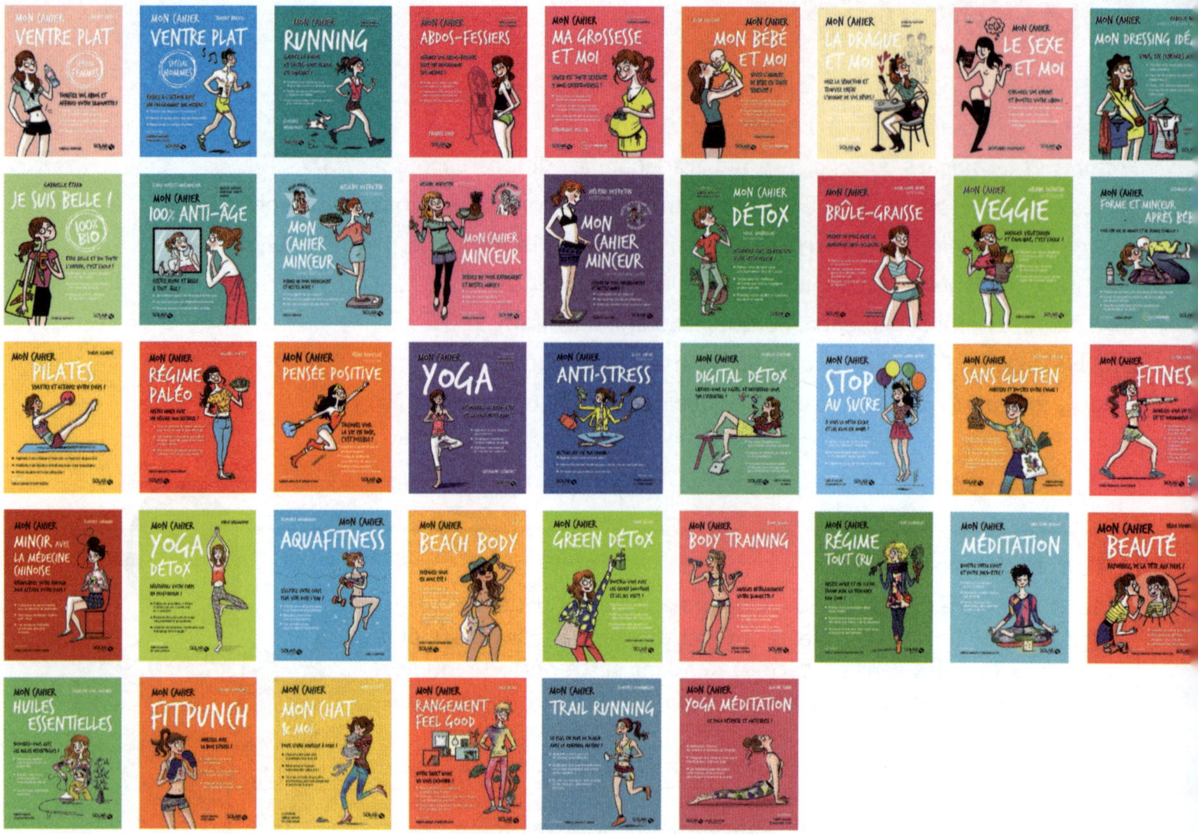

Direction : Jean-Louis Hocq
Direction éditoriale : Suyapa Hammje
Directrice de collection : Juliette Collonge
Édition : Gwladys Greusard
Conception et mise en couleur de la couverture : Biblis Duroux
Mise en pages : Nord Compo
Fabrication : Céline Premel-Cabic

ISBN : 978-2-263-14805-7 - Code éditeur : S14805/04 - Dépôt légal : janvier 2017
Imprimé en France par ime by estimprim

HarmonieSolar

Solar | un département **place des éditeur**

place des éditeurs